ORÁCULO
DA MULHER
SELVAGEM

Jennifer Perroni

ORÁCULO DA MULHER SELVAGEM

UMA JORNADA AO ENCONTRO DO FEMININO SAGRADO

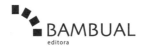

Copyright © Jennifer Perroni 2019

Coordenação Editorial
Isabel Valle

Arte das cartas
Jennifer Perroni

Revisão
Vinícius Trindade

Design, capa e diagramação
Marta Teixeira

Imagem da capa
Sketchepedia/Freepik

P459o

Perroni, Jennifer da Motta, 1982-
    Oráculo da Mulher Selvagem, uma jornada ao encontro do feminino sagrado / Jennifer da Motta Perroni – Rio de Janeiro: Bambual Editora, 2019.
    152 p. - cartas, ilustrações

    ISBN 978-85-94461-14-8

    1. Psicologia diferencial. 2. Símbolos. 3. Ciclos de evolução. I. Perroni, Jennifer da Motta. II. Título.
                                  CDD 155
                                              133
                                              576.84

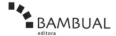

www.bambualeditora.com.br
contato@bambualeditora.com

Este livro é parte integrante do *Oráculo da Mulher Selvagem* e não pode ser vendido separadamente.

Esse livro é dedicado ao espírito selvagem que me habita e que me manteve erguida sobre meus próprios pés, mesmo quando o mundo parecia ruir ao meu redor.

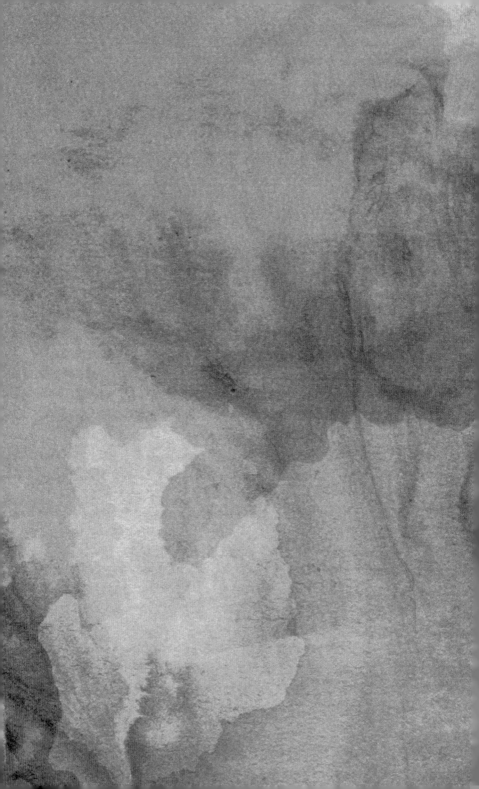

Toda história tem um começo...

O processo de elaboração dessas cartas começou em uma sessão de terapia, ainda que, à época, eu não tivesse consciência disso. Sempre tive paixão pela arte, pintura, escrita, embora não me considerasse boa o bastante. Eu lia os textos dos grandes autores e acreditava que nunca seria tão boa quanto eles. Eu via as pinturas dos artistas e, apesar de me esforçar, jamais consegui ter o traço tão preciso. Além disso, todos diziam que é impossível viver de arte, impossível realizar um sonho. E eu simplesmente acreditei.

Um dia comentei sobre isso com a minha psicóloga, falei sobre as imagens que existiam em meu coração e que eu esperava, um dia, ver expressas em uma tela.

— Por que você não pinta?

Ela perguntou como se fosse algo natural e simples.

— Porque não sou boa o bastante!

E a resposta também foi simples, pois eu a repetia a mim mesma já há muito tempo.

Apesar disso, fui a uma papelaria e comprei o material mais barato que encontrei, no caso a aquarela. Mal sabia eu que, de todas as técnicas de pintura, essa é a considerada, pelos pintores, a mais difícil. E faz todo sentido. Não é fácil domar a água.

Lidar com a aquarela se tornou meu maior desafio. Eu não me achava boa e a água apenas confirmava isso. Meus primeiros desenhos eram simples borrões, a água inundava tudo, nunca ficava onde eu queria e transbordava pelo papel. A frustração dessas primeiras pinceladas era tão intensa que um sem-número de vezes pensei em me deixar ser vencida pela água e desistir.

Resolvi, então, procurar um curso onde pudesse orientar minhas águas aquareladas. Meu objetivo era simples: queria ver beleza em minhas criações, queria poder olhar e ver mais do que borrões.

Fiz alguns meses de aula que foram importantes para que eu ganhasse um pouco de confiança, mas com o tempo comecei a perceber que a arte é mais do que um conjunto de técnicas. Nasce de uma necessidade de expressar algo que eu não sabia extravasar de outra forma.

Minha paixão era pintar corpos femininos. Eu sabia que as mulheres que eu desenhava contavam uma história e que essa história era minha. Como eu não sabia desenhar o corpo humano com precisão (coisa que não sei fazer até hoje) e não encontrava imagens de corpos na posição que eu queria, comecei um novo projeto: fotografar a mim mesma e, então, me desenhar.

Era algo bem narcisístico desenhar a mim. Mas acho que essa foi a única maneira que encontrei de me conhecer. E com isso comecei a colecionar (auto)retratos. E, assim, o desafio da água se transformou em uma paixão. Passei a me reconhecer nos borrões que antes eram terríveis e incontroláveis. E o que antes era desespero e falta de controle foi, aos poucos, se convertendo em fluidez, permissão. Um relacionamento amoroso com as (minhas) águas.

Anos mais tarde, em processo de *coaching* onde eu buscava uma nova forma de realização profissional, surgiu um sonho antigo que eu nem lembrava mais: fazer um oráculo! A ideia de fazer um oráculo sempre pareceu algo irrealizável para mim. Aparentemente sonhos são sempre irrealizáveis.

— Por que você não tenta? – insistiu o *coach*.
— Porque não sou boa o bastante!

Engraçado que mesmo depois de anos a resposta continuava a mesma. Fiquei pensando nisso, na repetição da frase, na manutenção dessa mesma e eterna ideia de que eu nunca seria boa o suficiente para realizar os sonhos de criança, quaisquer que fossem eles.

Cheguei um dia em casa e abri as pastas com minhas pinturas. E, assim, de um momento para outro, converti-me em ilha cercada por aquarelas de todos os lados. Imagens minhas de asas partidas ou correndo nua. Retratos onde lágrimas se tornavam flores e onde eu mesma nascia como fera. Percebi, então, que a trajetória expressa nessas cartas era a narrativa da jornada que trilhei em busca de mim mesma e do feminino selvagem e sagrado do qual tanto ouvira falar. Estava tudo ali, registrado em pinceladas, cores, borrões e poesia. Os corpos femininos retratados são meus, mas também pertencem a todas as mulheres com as quais compartilho os prazeres e dores.

Agora, olhando em retrospectiva, confesso que não foi uma trajetória fácil: buscar por minha feminilidade exigiu resgatar dores para as quais eu passei anos sem suportar ver. Que mulher nunca sofreu com o abandono? Que mulher não conhece a dor de perder filhos (sejam eles paridos ou sonhados)? Que mulher já não foi vítima de violência – aquela expressa em palavras ou atos ou golpes?

Algumas dessas dores, inclusive, foram passadas a mim por herança materna, pois toda mulher – quer saiba disso ou não – carrega em si os dissabores de sua ancestralidade.

Essa jornada comporta também um profundo período de aprendizado, pois durante os anos de elaboração dessas imagens dediquei parte significativa de minha vida a formação em terapias e vivências espiritualistas. Do sagrado feminino ao budismo, do silêncio à necessidade de reconhecer o valor da voz e da fala, da imobilidade à dança. Caminhei rotas celtas na Península Ibérica, visitei as pedras sagradas de Stonehenge, fui em busca da mítica ilha de Avalon, na Inglaterra, visitei os antigos templos e oráculos do mundo helênico, mergulhei fundo no deserto de sal dos Andes. Em cada caminho, uma jornada para dentro. Em cada destino, um aprendizado. Em cada local, uma cura. Nada foi deixado à beira do caminho.

Passei uma semana, sete dias, portanto, mergulhada em registros, memórias, pinturas, palavras, poemas, lembranças, ensaios, até finalmente chegar a um total de quarenta e duas imagens. São registros de um caminho de autoconhecimento, mas também de cura e redenção de minhas dores.

As ilustrações dos corpos femininos ilustravam cada um desses momentos. E, finalmente, quando as cartas ficaram prontas e pude segurá-las pela primeira vez em minhas mãos, encontrei a beleza que tanto busquei. Algumas traziam corpos ligeiramente desproporcionais, um ou outro erro, como um excesso de água que fez borrar os olhos ou um deslize do pincel tornando frouxo o sorriso. Mas todas contavam uma história. Cada uma falava de uma superação, da minha necessidade de aceitar minhas falhas e permitir a experiência, sem julgamento. As cartas me mostraram que, ao final, toda jornada é bela e toda dor justificada.

E se hoje eu partilho essas cartas foi porque aprendi que às vezes não é preciso ser boa o bastante, basta ser inteira.

Que nessa jornada em busca pelo meu feminino eu possa ter encontrado algo mais profundo e verdadeiro e selvagem. E se esse caminhar puder ajudar a pelo menos uma mulher encontrar a si mesma, então saberei que não foi em vão.

Com amor,
Jennifer Perroni

Algumas informações importantes

Esse é um oráculo desenvolvido por uma mulher para mulheres. Não significa que homens não possam ou não devam utilizá-lo. Significa apenas isso: foi desenvolvido a partir da jornada de uma mulher ao encontro de seu próprio feminino selvagem. Logicamente que todos, tanto homens quanto mulheres, trazem o arquétipo do masculino e do feminino dentro de si e, dessa forma, o oráculo pode servir a qualquer pessoa que deseje utilizá-lo.

Para as mulheres talvez ofereça imagens e símbolos mais próximos ao universo vivenciado no dia a dia e, nesse sentido, espero que ressoe como as palavras de uma amiga, que mesmo que o tempo tenha tornado distante, é sempre possível compreender a linguagem. Para os homens talvez exija um pouco mais de esforço, pois pode representar uma primeira comunicação com a parte feminina da psique[1].

Um homem que deseje se familiarizar com esse oráculo talvez possa olhar para as cartas buscando reconhecer as nuances dos diferentes aspectos do feminino existentes em si. Dessa maneira, pode compreender mais sobre o universo do qual foi gerado, já que o corpo feminino é o único canal pelo qual a existência pode ser concebida.

A cura desse aspecto da psique é fundamental para qualquer um que pretenda o conhecimento de si, seja homem ou mulher.

---

[1] Conforme será abordado, todo ser é essencialmente masculino e feminino, apresenta aspectos masculinos e femininos enraizados na personalidade e, em nível ainda mais profundo, no inconsciente coletivo. Robert A. Johnson em seu livro *WE: a chave da psicologia do amor romântico* aborda essa importante questão ao reconhecer que apenas quando o homem desenvolve as forças presentes em seu feminino interno é que pode completar a masculinidade, uma vez que se torna "mais viril na medida em que se torna mais completamente humano."

MAS, POR QUE UM ORÁCULO?

A busca em conhecer o invisível faz parte da consciência humana há tanto tempo que talvez seja impossível precisar sua origem. Os oráculos surgem justamente como uma forma de comunicação entre os homens e os deuses ou entre o consciente e inconsciente. Desde o grande e mais famoso oráculo do mundo em Delfos, passando pela mitologia escandinava por meio da qual o poderoso Deus Odin nos apresenta às runas, até a milenar sabedoria chinesa do I-Ching, todas são formas pelas quais a humanidade buscou respostas em uma esfera superior a si mesma.

Carl Gustav Jung, psiquiatra e criador da psicologia analítica, teve na mitologia um componente de análise da psique, encontrando nos oráculos um importante terreno de estudos. Segundo Jung, os instrumentos tidos como artes divinatórias não dizem respeito a sortilégios ou espíritos, mas sim à possibilidade de comunicação com as forças invisíveis do inconsciente por meio da escolha de uma carta em detrimento de outra. Dessa forma, ao buscar um oráculo como fonte externa de resposta a inquietações internas o que se vê nada mais é do que uma tentativa de comunicação com a consciência.

QUANDO FOI QUE NÓS, MULHERES, PERDEMOS O CONTATO COM A NOSSA NATUREZA INSTINTIVA E SELVAGEM?

Há quem diga que apenas podemos buscar pelo que conhecemos. No entanto, é possível perder algo sobre o qual nunca se tomou consciência. É como uma herança roubada antes que o seu verdadeiro dono tenha ciência do direito que lhe cabe. Essa herança roubada é valiosa, embora nem sempre seja conhecida.

A mulher que está em contato com a sua natureza instintiva é detentora de um poder antiquíssimo, uma herança passada de mãe para filha por intermédio dos canais matrilineares antes que esses tenham sido rompidos.

Talvez isso tenha ocorrido nas fogueiras inquisidoras, nos casamentos forçados, na imposição do sexo, na mutilação de nossos genitais. Ou mesmo em época ainda mais remota. Talvez no excesso de domesticação imposto a cada pequena garotinha em que uma parte do *self* instintivo foi silenciado. E com isso tornamo-nos excessivamente vulneráveis, presas fáceis de demônios internos e externos. Com o tempo, perdemos a conexão com um precioso conhecimento que está disponível nas profundezas da psique.

Aqui reside a importância dos oráculos. Eles trazem a linguagem antiga e oculta dos símbolos. Fazendo as perguntas corretas podemos encontrar caminhos que jamais seriam descobertos não fosse pela magia do questionamento.

No início de minha jornada em busca da Mulher Selvagem, recorri muitas vezes a oráculos em busca de vozes que me dissessem onde poderia encontrá-la. E assim, de porto a porto, fui arrastada por antigas lendas. Lugares de sortilégio e magia que ainda guardam recordações de tempos antigos. Quando dei por mim, eu mesma havia construído um sistema divinatório que mostrava os rastros arquetípicos da parte que ainda lembra.

E assim que nasceu o *Oráculo da Mulher Selvagem,* um baralho com quarenta e duas cartas repletas de símbolos, mistérios e imagens.

Segundo as descobertas de Jung, "as imagens, os símbolos e os mitos não são criações irresponsáveis da psique; elas respondem a uma necessidade e preenchem uma função: revelar as mais secretas modalidades do ser". Nas palavras de Leloup, o símbolo "é o visível que aponta para o invisível, o trampolim para o mergulho no desconhecido". Nesse sentido, cada elemento presente na carta tem um significado que pode ser analisado separadamente e depois em conjunto. E é isso que eu faço ao interpretar o significado de cada imagem.

Primeiro me fixo na descrição da carta, seus elementos mais evidentes, para só depois mergulhar no significado que todos os elementos reunidos trazem. Se isso não for realizado, corre-se o risco de perder uma importante mensagem.

Assim, enquanto algumas cartas trazem muitos símbolos e significados que precisam ser analisados parte a parte, outras trazem uma única ilustração, o que não necessariamente as torna menos complexas. Mas todas as mensagens precisam ser decifradas, pois nenhum conhecimento acerca de si mesma é pequeno ou mesmo insignificante para uma mulher que busca por si.

Esse oráculo é, portanto, resultado de uma profunda (re)conexão com o feminino que estava em busca do que chamo de Mulher Selvagem, aqui compreendido como conexão com o *Self* instintivo que todas trazemos e que permite uma conexão profunda com a psique essencial.

As histórias das mulheres em geral são parecidas, pois acontecem no mesmo palco. Histórias de amor, entrega, rejeição, prazer, fé. Não existe uma alma feminina, mas um corpo que aprende a ser feminino e, a partir daí, descobre sua própria forma de se relacionar com o mundo. Assim, embora este oráculo seja resultado de uma busca aparentemente individual, pode ser considerado em seu caráter coletivo, pois a busca de uma mulher por si é a busca de todas as mulheres.

Este oráculo fala com a parte mais íntima da mulher, aquela em que muitas vezes ela mesma não quer olhar... mas precisa.

COMO UTILIZAR ESSE ORÁCULO?

Algo importante a ser dito sobre este oráculo, portanto, é que ele não segue regras. Você pode ler ou não este livro de significados, pois isto depende mais do seu olhar do que de palavras escritas no papel.

A relação entre palavra e corpo nem sempre é evidente, ainda assim, são as histórias contadas e recontadas que compõem a biografia da qual o corpo é a máxima expressão. Assim, os significados aqui descritos são apenas leituras, impressões que minha Mulher Selvagem foi espalhando ao longo do caminho e que deixo como mensagens para as mulheres que estão por vir. Olhe para as cartas e seus desenhos. Pense no significado que elas podem trazer a você e se acaso ressoam em sua própria história. Fosse essa uma mensagem de sua própria Mulher Selvagem, o que estaria falando para você?

É importante reconhecer que a Mulher Selvagem nem sempre usa as palavras, o que não significa que ela não esteja se expressando. Por isso, esse é um convite para ver além das palavras. Mergulhar nas imagens, no que elas transmitem e deixar que ecoem dentro de sua própria biografia. Não há resposta certa ou errada, mas impressões trazidas feito sussurros que vêm de algum lugar onde a alma habita.

Outra informação relevante é que as cartas não foram numeradas e, embora isso não tenha sido intencional, não é possível considerar que seja acidental.

Uma jornada, qualquer que seja ela, é um caminho que se constrói no próprio caminhar, assim como o farol de um automóvel nas noites mais escuras pode iluminar apenas um pequeno trecho do que vem a seguir, sem oferecer grandes panoramas. Isso pode não parecer de grande ajuda, afinal quem em geral busca um oráculo pretende, desde logo, avistar a linha de chegada e quanto mais breve isso ocorrer, melhor.

No entanto, a jornada não se realiza em uma estrada em linha reta. Podem ocorrer desvios, atalhos. É possível, inclusive, retornar ao mesmo ponto de partida, sem, no entanto, ser a mesma pessoa do começo. Tudo isso apenas para dizer que não há uma sequência lógica para as cartas, não as considere como estágios, mas tão somente sinalizações de caminho não sequencial.

A maneira correta de utilizar essas cartas é aquela que deixar seu coração confortável. Talvez você ouça uma voz sussurrando em seu ouvido para que retire três cartas, e quando isso acontecer, ouça essa voz. Em outros momentos uma única carta já trará informação mais do que suficiente.

Uma vez aprendi com uma amiga, ela sim, uma grande e poderosa vidente que tem nas cartas sua ferramenta divinatória predileta, que o mais importante é estabelecer um relacionamento com o oráculo utilizado, qualquer que seja ele. Por isso converse com suas cartas, peça que elas mostrem aquilo que talvez não queira ver; faça perguntas e se abra para as respostas que o oráculo trouxer de volta. Por meio dessa pequena rotina de confiança, você talvez perceba aquele sussurro se tornar cada vez mais forte e audível.

E se a mim for concedido um único desejo, que seja de que sua jornada seja transformadora, que você possa ver a face da Mulher Selvagem no reflexo de qualquer espelho e que um dia nós, mulheres, possamos nos encontrar livres e selvagens nas planícies sagradas do mundo.

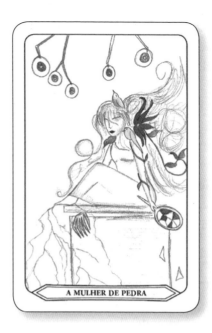

A MULHER DE PEDRA

"Aquele que luta com monstros deve acautelar-se para não tornar-se também um monstro. Quando se olha muito tempo para um abismo, o abismo olha para você."
Friedrich Nietzsche

A Mulher de Pedra traz uma imagem sombria, embora tudo pareça sob controle. Os começos costumam ser assim. Nela vemos uma mulher que não nos vê, pois arrancou os próprios olhos. Ela ainda não está pronta para enxergar o que quer que seja, nem a si mesma e por isso traz um espelho quebrado. Ver a si mesmo é um dos maiores desafios para quem não está pronto. Apesar de não poder ver a si e nem aos outros, ela é observada. Olhos, muitos olhos estão à volta espreitando, aguardando, talvez, algum erro, vigiando cada movimento.

O local onde a mulher está é um cemitério, embora isso não seja evidente. A mulher está viva, mas vive em um cemitério para garantir que os mortos permaneçam lá, para que o que não deve ser visto permaneça oculto no túmulo.

O monstro representa um segredo, dores não visitadas, traições e angústias.

A mulher traz alguma vida expressa nas flores em seus cabelos, mas ela mesma já adquiriu as cores de lápides e criptas, e raízes começam a surgir de seus pés. Ela usa todo o peso do corpo para manter o monstro dentro da cova. Se continuar assim, ela não poderá mais sair. Estará presa àquilo que tenta ocultar, atada ao que não quer ver.

Assim, toda a força psíquica da mulher está voltada para não ver, não saber, ignorar o que não pode ser ignorado e que se esforça para escapar do túmulo de pedra. E essa é uma atitude inútil e até mesmo infantil, embora ela ainda não se dê conta disso. É impossível permanecer nesse estado durante muito tempo, sem que algo profundo se perca. E, em breve, algo acontecerá (algo sempre acontece) que fará com ela se veja obrigada a lidar com aquilo que tentou evitar.

Pode ser que o monstro a derrube ou escape em um momento de distração. De qualquer forma, a força necessária para manter presos os monstros é sempre maior do que para encará-los. Essa é a lição que a Mulher de Pedra precisa aprender. E você, já aprendeu essa difícil lição?

Mas veja, nem tudo está perdido. A mulher talvez não tenha se dado conta, mas com ela há três pequenos pássaros. Eles possuem cores, estão vivos e olham, curiosos, o que acontece ao redor. Eles estão alertas e sabem que podem voar a qualquer instante, mas permanecem ao lado dela por amor. Esses pássaros são como um sopro de vida no ambiente cinza que os cerca. Quanto tempo poderão sobreviver em um lugar como esse?

Esses pássaros representam a inspiração, a intuição e a esperança da mulher. Mesmo que tudo seja cinza ao redor, mesmo que ela esteja cega por ter escolhido não ver, ela ainda assim sabe. Essa é a força inata que está disponível para toda e qualquer mulher, e mesmo quando não é utilizada permanece na alma enquanto potência.

Este oráculo não é numerado, pois não segue uma ideia de linearidade, mas se fossemos pensar em uma sequência, seria essa a primeira. E é possível voltar ao começo durante muitas vezes em uma mesma jornada. O que pode ser uma benção ou um desafio ainda maior. Algum desses se aplica a você?

Se a Mulher de Pedra apareceu é provável que você esteja em uma zona de conforto que, apesar do nome, quase nunca é confortável, exige uma tremenda força psíquica para que permaneçamos nela. Mas, no momento, parece ser a única alternativa possível. Talvez porque não queira ver, talvez por ter arrancado os olhos, talvez por já estar enraizado a uma situação há tanto tempo que não faz mais sentido sair dela.

Essa carta fala de segredos que precisam vir à tona, escolhas que precisam ser feitas e que estão sendo adiadas. Mas fala também de tesouros da alma que estão escondidos na caixa de Pandora, junto com monstros e temores. Lá também está a possibilidade de superação e redenção.

Talvez seja importante reservar um tempo para você. Como isso soa? É algo possível ou apenas pensar nessa possibilidade já soa como algo estranho? Seria essa a ocasião ideal para convidar as dores que carrega escondidas no fundo da alma. O que precisa ser feito e que você protela enquanto se enche de outras obrigações? Qual a zona de conforto da qual não abre mão mesmo que isso signifique o aprisionamento de sua força criativa? Quais seus segredos? Quais seus mortos?

Convide seus monstros para uma xícara de chá e veja o que eles querem dizer. É possível que tragam dores antigas, mas também aprendizados que precisam ser integrados para que a vida possa seguir o curso normal.

Se você não souber o que fazer, confie nos pássaros, eles estão vivos e de olhos abertos, eles sabem como escapar dessa situação. Deixe que eles sejam seus olhos e suas asas.

༺༻

Quantas despedidas são necessárias para dizer adeus?
O adeus que nem sempre soube dizer...

Adeus a fantasmas, medos, monstros debaixo da cama
Adeus ao pior e, por vezes, ao melhor do que habita em mim

Adeus àqueles que eu queria que ficassem,
mas que partiram e não me deram tempo de dizer...

Quantas vezes o sol precisa nascer para que um novo dia seja real?
Um dia que não seja apenas continuação de outro
que se recusa a terminar
Um dia de pés descalços e sorriso aberto

Quantas lágrimas precisam cair até o choro cessar?
Quantas feridas até a ausência de marcas?

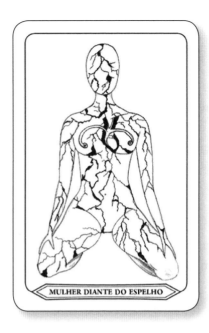

A MULHER DIANTE DO ESPELHO

"Quem come do fruto do conhecimento, é sempre expulso de algum paraíso."
Melanie Klein

A imagem de uma mulher em posição de rendição. A imagem não nos permite ver, mas ela observa o reflexo no espelho, sem saber que ela mesma é toda feita de vidro. E está em pedaços. A Mulher diante do Espelho não tem olhos, pois algo que viu a despedaçou. Talvez tenha obtido ciência de um conhecimento para o qual ainda não estivesse pronta. Na verdade, o que aconteceu pouco importa, mas é importante saber que ela entrou em contato com alguma situação que fez ruir o mundo de ilusão no qual vivia. Você já viveu algo semelhante?

Após adquirir determinado conhecimento, a condição anterior de inocência não pode jamais ser retomada. Como nos ensina Baba Yaga "saber demais envelhece as pessoas antes do tempo"[2].

É como a borboleta que jamais poderá retornar ao estado de lagar-

---

[2] No livro *Mulheres que correm com lobos*, Clarissa Pinkola Estés nos apresenta a Baba Yaga, a terrível bruxa do folclore eslavo que mora no interior da floresta. Ela é a Mãe Selvagem que colocará desafios para que a mulher entre novamente em contato com a força instintiva, para descobrir e desenvolver seus próprios poderes.

ta. Uma vez concluído o processo de transformação, não é possível retornar ao estado inicial de consciência.

Por esse desenho é possível perceber que os pulmões da mulher são pequenos e estão contraídos. Leloup, ao analisar o co rpo como símbolo, revela que ler o livro do corpo é estudo de natureza infinita que requer dedicação e tempo.

O pulmão é o órgão do sistema respiratório responsável por fazer com que o ar de fora entre em contato com o sangue que circula no corpo. É difícil pensar em algum outro órgão do corpo humano com acesso a dois planos de maneira tão evidente.

No universo simbólico, o ar representa o espírito. A própria Bíblia revela que o primeiro humano, feito de barro, não estava completo até Deus soprar em suas narinas o fôlego de vida[3]. Tudo que é vivo respira e pulsa.

Uma criança, ao nascer, é incentivada a chorar para que o ar entre em seus pulmões. Algumas tradições espiritualistas consideram esse o momento que a alma entra no pequeno corpo. Se for assim, então somos *respirados* pela vida no instante do nascimento. A respiração é algo tão fundamental para a vida que todas as células do corpo respiram.

Segundo a tradição dos terapeutas de Alexandria, uma pessoa gozava de boa saúde quando respirava bem, ou seja, "quando ela respira com todo seu ser"[4]. Não é à toa que exista uma relação muito próxima entre a respiração e as emoções. A antiga tradição yogui ensina sobre a importância de movimentos respiratórios conscientes e estruturados.

Como é possível que a mulher da carta respire com seus pequenos pulmões? O sopro de ar dela está suspenso. Ela ainda não soltou um suspiro, um suspiro sequer. O ar está preso em alguma parte do corpo estilhaçado.

Talvez você conheça a sensação de não ter fôlego. Talvez saiba como é quando todo ar foge dos pulmões e deixa um vazio desesperador no peito. Você sabe do que estou falando?

3 Gênesis 2:7
4 Leloup, *O corpo e seus símbolos*

Talvez exista algo que, neste momento, esteja roubando seu fôlego, te impedindo de respirar livremente. Você sabe o que é? Se essa carta apareceu para você é possível que esteja passando por um momento de profundas e intensas transformações, no qual visões de mundo parecem ruir, mas agora, e somente depois de passar por isso, novos começos serão possíveis.

Respire fundo, recolha os seus estilhaços e saiba que o pior já passou.

Inteira

Só compreende a dor de ser inteira
quem por tanto tempo foi metade
Mas sobram pedaços

Cacos que se esconderam da vassoura descuidada
e se revelam de tempo em tempo.
Dia desses encontrei resto de poema dentro do forno,
pedaço de resposta pra pergunta que não foi feita
sobra de sentimento que ninguém quis apodrecendo na geladeira

Mas ser inteira traz algumas descobertas
que metade jamais entenderia

Uma delas foi a perspectiva revelada no estilhaço de um espelho

Que por menor que seja
consegue a façanha de me revelar inteira
desde que tomada a distância devida

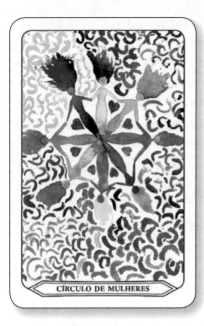

CÍRCULO DE MULHERES

"Por fim, a Lua minguou e todas as mulheres entraram na tenda vermelha."
Anita Diamant

Um círculo de mulheres unidas pelas mãos, entre elas há corações. Cada uma tem sua própria cor, mas as cores se misturam irradiando sentimentos e cores em uma mandala feminina.

Há uma frase, bastante difundida em círculos femininos, que diz sobre as mulheres, tal como as águas, crescem quando se unem. Essa frase tem muito significado, embora este nem sempre seja compreendido. A força feminina traz em si a energia da colaboração, da cooperação, da empatia, da troca e da partilha. E quando digo feminino, não estou me referindo apenas ao sexo biológico, mas a essa energia que está presente em homens e mulheres e faz parte do arquétipo de feminilidade em sua versão mais elevada.

Mas há também, e cada vez mais comum em nossa sociedade, esferas em que o feminino se encontra em sua versão menos iluminada. Nesse caso o feminino assume ares de competição, inveja, comparação, fofoca, falsidade. As mulheres nessa vibração aprendem que não podem confiar uma nas outras – e talvez até tenham justificativa para isso: foram traídas por suas amigas, por suas irmãs.

Às vezes essa falta de confiança é reflexo de alguma dor relacionada à figura materna, ou seja, ao feminino primeiro que deveria servir como modelo de amor, afeto e confiança. Como confiar nas mulheres depois dessa traição? Acontece que quando uma mulher não confia em outras mulheres, ela na verdade não confia no feminino. Ela desacredita da energia amorosa e nutridora relacionada ao arquétipo da mulher e, com isso, bloqueia o acesso a uma energia poderosa, mas ao mesmo tempo delicada.

Nas primitivas sociedades cabia às mulheres mais velhas passar adiante os conhecimentos acumulados ao longo de gerações. Assim, quem veio antes cuidava de quem vinha depois. No livro *A Tenda Vermelha*, a escritora Anita Diamant escreve com delicadeza sobre esse tempo onde as mulheres eram guardiãs do segredo do sangue. Naquele tempo, as mulheres conheciam a força e o poder da união, precisavam e podiam contar umas com as outras. Elas conheciam e partilhavam os mistérios da vida e da morte, fosse por meio do sangue menstrual, o sangue do nascimento ou por serem as responsáveis por oferecer aos mortos os últimos e derradeiros cuidados. Com isso as mulheres partilhavam ritos de passagem como também a confiança profunda que tinham umas nas outras. Toda mulher sabia que precisaria de uma amiga-irmã na hora do parto ou mesmo para cuidar dos filhos pequenos. Talvez daí venha um antigo provérbio africano segundo o qual é necessário toda uma aldeia para cuidar de uma criança. Esse tempo pode ter sido esquecido, mas não foi perdido, pois permanece na memória celular de todas nós.

Contudo, nos dias atuais, as mulheres estão muitas vezes sozinhas, têm seus filhos longe de uma rede de apoio e afeto.

A carta do Círculo de Mulheres fala sobre sua relação com as outras mulheres. Como você se relaciona com suas amigas? Você possui uma rede de apoio na qual pode contar com outras mulheres ou apenas se encontram em festas ou pelas mídias sociais? Qual sua relação com as mulheres? Você sente inveja ou cooperação? Qual a história que você conta sobre a relação com o feminino?

Essa carta é um convite a repensar a relação, mas também de celebrar o privilégio de ser mulher e poder estar em roda. Você já viveu essa experiência? E que tal revivê-la? Esse também pode ser um convite para que você mesma promova um círculo, convidar outras mulheres a estarem em roda. Com certeza a Mulher Selvagem estará entre vocês.

Como já bem disse Jean Shinoda Bolen no livro *O milionésimo círculo* os "grupos conduzidos por e para mulheres são nosso refúgio psíquico; nosso local para descobrirmos quem somos ou o que podemos nos tornar como seres integrais e independentes. Em algum momento em nossas vidas, cada uma de nós precisa de um território livre. Um pequeno território psíquico. Você tem um?"

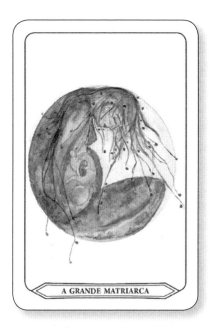

A GRANDE MATRIARCA

"Se os pais fossem perfeitos, se a mãe fosse a ideal, não seríamos capazes de viver. O somos porque nossos pais têm falhas."
Bert Hellinger

Uma mulher curvada sobre o próprio corpo, dentro de si traz um feto e dentro do feto outro feto e assim por diante. Sucessivamente. O corpo feminino lembra a própria Terra, o que é reforçado pela cor verde dos cabelos de onde saem flores. Essa é a Grande Mãe, esse é o primeiro e grande Útero de onde todos viemos. *Houve um tempo em que o feminino era sagrado.* O corpo feminino regido por ciclos de lua e de sangue, a mudança que acompanha a gestação, trazer um ser ao mundo, ser capaz de amamentar e nutrir a partir do próprio corpo. Isso que hoje a biologia ensina já foi um mistério para os antigos povos que viam na mulher a mais elevada representação humana do sagrado. Essas sociedades matrifocais[5]

---

[5] Apesar de o termo "matriarcal" ser mais usual, para este oráculo usamos as referências de Mirella Faur que ao esclarecer sobre uma sociedade pautada no poder feminino como oposto ao poder patriarcal sugere cautela, pois traz implícito um conceito de domínio do sexo feminino sobre o masculino. Estudos sugerem que em sociedades pautadas em uma linhagem matrilinear os nomes das crianças eram transmitidos pela linhagem materna, uma vez que a certeza da paternidade era imprecisa. Dessa forma, a vida em tais comunidades eram organizadas ao redor das mulheres e protegidas pelos homens.

ORÁCULO DA MULHER SELVAGEM 27

não eram baseadas na supremacia feminina, mas na igualdade de todos perante o Útero Cósmico. Embora essa percepção já tenha se diluído ao longo do tempo, ainda hoje é inegável a importância da mãe, não apenas em seu papel de dar à luz, como o peso que exerce na formação psíquica de um ser.

Sobre isso, o conhecimento sistêmico ensina que um indivíduo apenas encontra a verdadeira paz a partir do momento em que é capaz de honrar sua ancestralidade e, nesse aspecto, a mãe exerce papel fundamental.

Seja porque fomos formados nas águas amnióticas do útero materno, seja pelo resquício de sociedades imemoriais, o fato é que todos precisam passar pelo sagrado gesto de reverenciar aqueles que vieram antes, como única forma de realmente seguir em frente.

Para as mulheres isso é ainda mais verdadeiro: uma mulher que não consegue honrar sua mãe dificilmente poderá assumir completamente os poderes do feminino selvagem dentro de si, pois parte de sua energia ainda estará na negação do útero, da energia primordial, da fonte da própria vida. A carta da Grande Matriarca sugere que estávamos todas unidas no Útero primordial.

Reverenciar o feminino é reconhecer o que algumas filosofias orientais chamam de porta da vida, ou seja, o portal primordial que todo humano deve atravessar para ingressar na existência humana. Seja você homem ou mulher.

Se essa carta da Grande Matriarca apareceu é provável que precise se reconciliar com sua ancestralidade, principalmente a materna. Curar antigas feridas que podem até ser ignoradas, mas nunca esquecidas. Honrar a ancestralidade é um ato de amor e reverência aos que ainda não nasceram, pois apenas ao honrar os que vieram antes podemos libertar todos os que ainda estão por nascer de dores e mágoas não pronunciadas. É, portanto, um compromisso para adiante e para trás[6].

---

6 Eu, mãe de Clara, filha de Anete, neta de Nair, bisneta de Demetilde, tataraneta de Isabel, honro toda a ancestralidade de mulheres que me antecederam e as que vieram antes delas e cujos nomes não chegaram aos meus ouvidos. Delas eu tomo a força e a doçura.
De todas essas fortes mulheres, Clara foi a única que não nasceu.

Sou mulher

Minha alma é muito mais do que o masculino e feminino
que caminham lado a lado no mundo
Mas enquanto respirar serei mulher
E até que a vida me abandone
honrarei a mulher sagrada da qual me visto
para caminhar no mundo

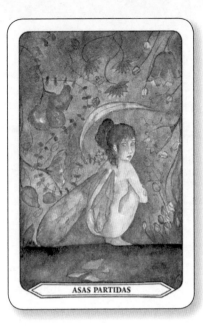

ASAS PARTIDAS

"Um pássaro de asas partidas não pode voar no céu espaçoso."

Kalil Gibran

A carta Asas Partidas não poderia ter seu sentido mais evidente. Nela é possível encontrar um espírito feminino da natureza, talvez uma fada, como nos antigos contos infantis. Ela está de cócoras, curvada sobre o próprio corpo, abraçando os joelhos. É uma posição quase fetal que denota impotência e dor. A mulher olha por sobre os ombros e é possível perceber a tristeza em seu semblante. Ela está ferida e agora observa como se esperasse pelo próximo golpe. Ela não possui qualquer defesa, está nua. E sua asa partida é o ferimento mais evidente, mas seria esse o único?

Ela não percebe as flores que demonstram querer protegê-la ou consolá-la, pois está completamente absorvida pela dor dos ferimentos. Ainda que quisesse voar, ela não poderia. Em alguns casos de dores profundas, é comum que a capacidade de voo seja perdida mesmo após a cicatrização das dores. E o olhar apático da jovem fada faz questionar se algum dia ela será capaz de voar novamente.

Essa carta fala de dores e feridas profundas, visíveis ou não, que impedem o voo da personagem ou da Mulher Selvagem que habita em cada uma de nós. Talvez você tenha consciência do momento em que suas asas partiram. Talvez isso tenha acontecido há tanto tempo que você sequer possa recordar, já se acostumou a viver assim, encolhida, fora dos domínios do céu, sem poder voar.

A fada com a asa partida veio para lembrar-lhe dos cortes e rompimentos em suas próprias asas, pois, às vezes, é possível que os golpes tenham sido muitos. E vindos de muitos lugares. Os mais dolorosos são os que, em geral, veem de onde (ou de quem) menos se espera. Inclusive, os ferimentos mais vorazes são aqueles transferidos por quem mais amamos. Mas é importante também perceber que ficar agachada sobre seus ferimentos não trará a cura, da mesma forma como esperar pelo próximo golpe não o evita.

Talvez você tenha que fortalecer os músculos de suas coxas e eu sei o quanto isso é difícil para quem sempre voou, mas nem sempre há escolhas. Estique suas pernas, equilibre-se sobre os próprios pés. Talvez você caia e seus joelhos ganhem novas cicatrizes e arranhões. Isso também faz parte de aprender a andar. Talvez você precise ir em busca da cura de suas asas, procurar pela medicina que te fará voar novamente.

A mulher que sabe seu caminho é mulher medicina. A mulher que foi ferida, mas parte em busca da cura é mulher medicina. A mulher que sofreu e hoje reconhece o valor do sorriso é mulher medicina. "Tudo na gente que não morreu cercado por tudo que mataram"[7] é medicina[8].

7 Oswaldo Montenegro, "A Ilha"

8 No universo do feminino em seu aspecto sagrado, o uso da palavra medicina em nada faz alusão à indústria farmacêutica ou ao saber institucionalizado e acadêmico. Mas diz respeito a uma forma de terapêutica das quais as mulheres já foram guardiãs. Esse conhecimento já foi considerado uma Arte e era cuidadosamente transmitido por intermédio da tradição oral. Nos antigos saberes, tudo que fosse sagrado poderia ser considerado medicina. Desde a cinza da lareira, ao riso, ao sexo, ao conhecimento das plantas. Tudo que pode ser considerado sagrado, pode também ser considerado medicinal. Inclusive, em sua origem, a palavra medicina pode designar tanto "a arte de curar" quanto "saber o melhor caminho".

É interessante pensar que essa carta traz também uma mensagem de confiança, esperança.

Aprendi recentemente que a palavra confiança vem do latim e significa fiar-se ou se por em espera. Curiosamente a palavra remete a uma antiga lenda que também fala sobre fio... E também sobre confiança. É a história de Ariadne, filha do rei Minos de Creta e irmã do terrível Minotauro. Foi ela que ensinou Teseu como entrar no labirinto do monstro e de lá sair guiado por um fio de prata que entregou ao herói em troca da promessa que se casariam quando ele voltasse vitorioso.

O terrível da história se deu porque Teseu, após a vitória, abandonou a jovem princesa na ilha de Naxos. Ou seja, ele trai a confiança, rompe o fio de prata. Ele, que jamais teria saído do labirinto sem a ajuda da princesa, a abandona na primeira oportunidade.

Quanta tristeza causou tamanha ingratidão e como é possível que a história sobre a confiança se baseie em tamanha traição?

Acontece que na ilha onde foi abandonada, Ariadne encontrou Dionísio que, apaixonado, a elevou à condição de deusa, fez dela constelação. Há algum tempo ouvi outra versão da história segundo a qual Teseu não queria deixar a princesa, mas foi obrigado pelos deuses. Poseidon mandou uma tempestade, Atena apareceu em sonhos, Dionísio ameaçou o herói. Ao que parece os deuses tinham outros planos.

Mas o que eu nunca tinha percebido é que a princesa jamais teria saído de Creta se não fosse pelo (ingrato, mas ainda assim) herói, ainda que para isso ele a tenha ferido, traído.

E só então eu pude compreender que a fé não deve depositada em personagens, príncipes, heróis. Nem mesmo nos deuses inconstantes e voluntariosos. A confiança, o fio de prata, deve ser depositado no próprio processo, na própria jornada.

Foi a jornada que levou Ariadne para longe do irmão monstruoso. Foi a jornada que fez dela uma deusa.

É a fé no caminho. É seguir o fio de prata com a confiança que ele levará onde for preciso. Confiar é por-se em espera. Esse sim é um fio que não será rompido jamais. Essa é a fé necessária para superar a dor pelas asas partidas. Acreditar que mesmo isso faz parte do processo de encontrar com a Mulher Selvagem. Veja na imagem, as flores que rodeiam a fada trazem uma mensagem de proteção e carinho. Isso significa que a natureza é poderosa e pode ser que a cura esteja mais perto do que se imagina, bastando para isso estender a mão. Confie no visível e invisível ao seu redor. Você nunca está sozinha de fato. A busca pela cura pode ser a própria cura em si. Fortalecer os pés, os tornozelos, as coxas, as pernas, pode não curar as asas, mas certamente a fará mais forte do que está agora, encurvada sobre as próprias feridas.

Respire fundo e arrisque um passo adiante da própria dor.

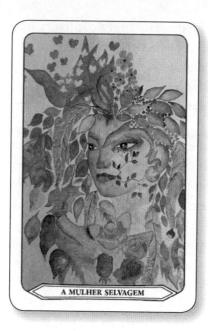

A MULHER SELVAGEM

"Eu nunca vi algo selvagem ter pena de si mesmo. Um pássaro cairá morto de um galho sem jamais ter sentido pena de si."

David Herbert Lawrence

A Mulher Selvagem finalmente apareceu em sua vida. Olhe bem para ela. Nada nela é simples, superficial ou evidente. Tudo pulsa vida e morte, e vida novamente. O encontro com a Mulher Selvagem jamais será comum ou simples ou fácil.

A carta da Mulher Selvagem traz um rosto feminino que é construído da vida selvagem que ela cultiva, seja de maneira interna ou externa. Nos cabelos vemos flores, penas, pássaro que se transmuta em borboletas, pois assim como a própria vida, tudo nela muda, transmuta. No lugar da orelha vemos um feto, essa é a criança que ela não trouxe ao mundo, mas que continua carregando dentro de si. Quais projetos você não pode realizar, mas que continua carregando como uma parte sua?

No lugar do ombro, ela traz um lobo que parece uivar. Como bem já nos falou Clarissa Pinkola Estés, os lobos assim como as mulheres apresentam certas características em comum: uma aguçada percepção, um espírito divertido e a capacidade de devoção; são fortes, determinados e resistentes. Que mulher saudável não se reconhece nessa descrição?

Como anda a sua Mulher Selvagem? Você ouve o que ela tem a dizer-lhe ou ela está amordaçada em alguma parte escura e profunda de sua alma de forma que você nem reconhece mais a sua face? Como está a sua devoção? Como anda a relação com seu corpo? A Mulher Selvagem aparece para desafiar e relembrá-la do poder psíquico que habita o teu corpo. Apenas quando estamos em contato com a natureza selvagem de nossos corações podemos ter, verdadeiramente, acesso a esse poder.

Não se deixe enganar, a Mulher Selvagem não é boazinha, ela não é complacente, ela não fará carinho em seus cabelos nem a colocará para dormir.

Ao invés disso, é provável que ela te arranque da cama e a faça acordar desse sono entorpecente que te deixa anestesiada para a vida e tirá-la desse estado de normalidade. Ela quer arrancar cada uma das máscaras que você usa para fingir que está tudo bem e desafiará cada um dos alicerces sobre o qual ergue sua vida.

Mas confie, a Mulher Selvagem não faz isso para que você sofra, mas sim para libertá-la das mordaças e amarras que te mantém presas. Para isso é necessário coragem e fé.

É até possível que você já conheça a face selvagem da mulher que habita as profundezas de sua alma. Se for esse o caso, é possível que ela esteja aqui apenas para lembrá-la de que todos os poderes que ela possui estão disponíveis para você. Faça uso deles.

Permita que a Mulher Selvagem entre em sua vida. Cante para ela. Alimente-a. Desenvolva seus poderes psíquicos e ela se tornará ainda mais forte. Ela guiará seus passos pelos caminhos que precisa percorrer. Apenas acredite e se entregue.

༄

Alma Nua

Às vezes percebo minha alma muito distante do corpo
Eu, vestida de gente que acorda todos os dias com a
lista de afazeres servindo como despertador,

percebo a alma ainda nua sobre os lençóis
sem pressa em levantar

E enquanto corro de lado para o outro com o blasé pintado na cara,
a comida escorrendo garganta abaixo e nem sinto,
o trabalho engolindo cada fôlego que me resta
a alma segue alheia e corre despida a minha frente
como se nada devesse a ninguém

Ela derruba papéis e sapateia loucamente
enquanto converso... educada

Eu sorrio e ela faz gestos obscenos
eu entediada no trânsito, ela se masturba
e ninguém vê
E minha alma se vangloria dessa invisível existência
Às vezes nossos olhares se cruzam, e ela marota sorri
Faz tempo que cansei de censurá-la
quero mais que permaneça livre e nua
Enquanto isso eu bebo meu vinho e, vestida de normalidade,
espero quem reconheça que o selvagem brilho
em meu blasé vem dela

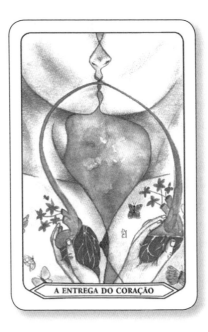

A ENTREGA DO CORAÇÃO

"O amor é uma intercomunicação íntima de duas consciências que se respeitam. Cada um tem o outro como sujeito de seu amor."

Paulo Freire

Essa carta revela dois seres, um frente ao outro. Estão tão próximos e unidos que seus corpos se fundem. Um toca no coração do outro. Delicadamente. Borboletas e flores surgem a partir desse toque. Quem não conhece tal sensação?

Deixar que o coração seja tocado é um ato de extrema vulnerabilidade e também de coragem. Vulnerabilidade, pois para permitir ser tocado tão profundamente é necessário baixar as guardas, é necessário abertura e entrega e isso pode envolver riscos que nem sempre estamos dispostos a correr. E, por isso, a coragem. A vulnerabilidade vem sempre acompanhada de alguma dose de coragem.

Curiosamente, a palavra coragem é um substantivo feminino cujo significado é a habilidade de enfrentar o medo, a dor, o perigo, a incerteza ou intimidação. Em sua origem, a palavra coragem deriva da palavra latina coração. Assim, agir com coragem não significa agir na ausência do medo, mas apesar dele. Significa superar os muros do temor que afastam qualquer um que tente se aproximar.

Um encontro só é verdadeiro a partir do momento em que duas pessoas se colocam diante da outra em uma posição de vulnerabilidade e coragem.

Essa carta é um convite para refletir sobre a qualidade dos seus relacionamentos. Onde você tem colocado seu coração? Seu coração está aberto ou protegido de qualquer pessoa que represente algo profundo e verdadeiro?

Talvez você viva protegido por uma couraça que impede qualquer pessoa de se aproximar verdadeiramente. Nesses casos, a melhor prescrição continua sendo a que nos foi legada pelo poeta místico Rumi de quebrar seu coração, até que ele se abra.

Ou quem sabe você vá para o lado oposto e entrega seu coração a qualquer pessoa, seja por uma carência profunda, seja por não perceber o valor de seu coração e, por isso, o entrega tão facilmente. Por qual extremo você caminha agora?

Ou talvez esteja em um nível de maturidade necessário para viver um relacionamento íntimo e maduro. Se for o caso, a carta vem te mostrar que você está no caminho certo. Por isso, olhe bem para a carta e deixe que essa imagem ressoe dentro de você. Permita que seu coração seja tocado nesse momento e acolha o que vier com abertura e coragem.

ॐ

Sabeis amar?

Que sabeis do amor vós que não amais?
Que guarda vosso coração a salvo de todo e
qualquer sentimento que seja genuíno e puro
Que podeis dizer sobre o sentimento sobre o qual
pondera, analisa, disseca
mas que jamais, sob hipótese alguma, permite ser dominado ?
Que podereis dizer do fogo vós que nunca ardeis?
Que passaste ileso pela chama da paixão?
Que não trazeis sequer uma cicatriz ou marca de queimadura
Que sabeis vós sobre o amor sem jamais ter-se lançado
cego pelos domínios desconhecidos e indóceis

Vós não sois um amante, não sabeis o que é isso
Não passas de um médico legista dissecando
corpos de apaixonados sem jamais ter conhecido
a glória imensa de uma pequena morte

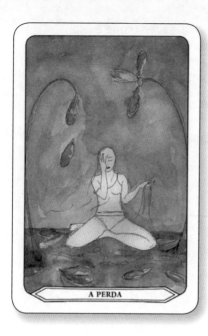

A PERDA

"Toda sensação de perda vem de uma falsa sensação de posse."

Ensinamento budista

Há uma antiga lenda indígena segundo a qual toda mulher deve saber trançar os próprios cabelos, pois, assim, em um momento de profunda tristeza, poderá entrelaçar os fios de modo que a dor fique presa nos cabelos e não corra o risco de espalhar para o resto do corpo.

Inclusive, há quem diga que tudo que vivemos fica registrado em nossos cabelos e que cada fio pode permanecer por até cinco anos preso à cabeça. Por isso, "trança a tua tristeza", diziam as antigas mulheres, "trança sempre a tua tristeza".

Em outras tradições é exigido dos iniciados que raspem os cabelos como prova de abandono ao passado e representação de uma nova vida. Na época do grande Sidarta Gautama, o Buda, os cabelos compridos eram um símbolo de realeza. Por isso que o Iluminado os cortou, como demonstração de determinação de renúncia e desapego e busca incessante pelo fim do sofrimento.

Em 2016, visitei uma comunidade holística onde era normal que as pessoas, como forma de rito de passagem, raspassem todos os fios da cabeça para simbolizar um abandono e, ao mesmo tempo, entrega ao novo. Mas as lágrimas que geralmente acompanhavam os fios em direção ao chão revelaram que a lição do desapego quase nunca é algo fácil de ser vivenciado. No entanto, é a partir desse aprendizado que um novo caminho pode se revelar e, certamente, após trilhá-lo, sairemos mais fortes.

A carta da perda traz o registro de um desses momentos. Uma mulher segura alguns poucos fios de cabelo em sua mão, mas com a outra mão tapa o rosto em sinal de sofrimento e dor. As flores ao seu lado parecem chorar com ela e abandonam as próprias pétalas em uma atitude de solidariedade. O que é uma flor sem suas pétalas? O que é uma mulher sem seus cabelos? A mulher não tem cor, ela está branca, pálida, apagada diante da vida.

No entanto, como ela descobrirá em breve, mesmo sem um único fio de cabelo, a mulher permanece mulher, assim como uma flor sem nenhuma pétala ainda é flor. Esse abandono é doloroso, mas significa que a possibilidade do novo está finalmente disponível.

Essa carta convida a olhar para o que você precisa abandonar em sua vida neste momento. Quais histórias estão trançadas em seus fios? Que pesos carrega no topo da cabeça e que precisa abandonar?

Talvez você seja uma pessoa vaidosa e que precisa descobrir a beleza que existe para além de toda superficialidade. Talvez, o contrário, você se importe tão pouco com a própria aparência que é como a mulher apagada diante do mundo.

Quando a vida oferece lições de desapego particularmente amargas, é interessante observar que uma parte dentro de você não quer deixar ir. É a dor de uma criança emocional.

Ou talvez a pergunta seja: qual o ganho em manter tal situação em sua vida? Essa pode parecer uma pergunta sem sentido, mas mesmo nas situações mais desafiantes pode existir um ganho secundário. Um exemplo é uma pessoa que adoecida recebe atenção, ou alguém em um casamento infeliz, mas do qual depende financeiramente. Nas duas situações existe um ganho secundário e enquanto esse ganho não for trazido para a consciência é muito difícil abandonar o que quer que seja.

É hora de você olhar para a força de seus cabelos e pensar no que eles te revelam.

❦

Canção III

Aos deuses sacrifiquei cada parte boa de mim
na esperança de que aquilo que fosse ruim também pudesse morrer
Eles acolheram cada sacrifício e amaram as partes apunhaladas
colocaram flores em seus cabelos
e roupas em seus corpos gelados
E as guardaram a salvo de mim mesma
em algum lugar donde pudessem renascer
E, no dia que tomei consciência do horror de meus atos,
eles todos vieram em procissão
trazendo as partes de mim pelas mãos
E após tantos anos finalmente pude afagar meus cabelos
beijar meus lábios e tocar meus seios
E quando abri os olhos já não havia mortos
Apenas eu
sorrindo

❦

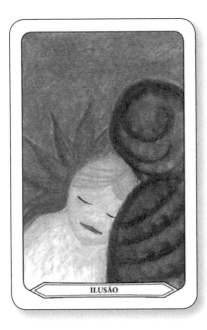

ILUSÃO

"Atualmente a tua mente atua ou mente?"

Dito popular

Nesta carta vemos a figura de uma mulher que repousa serenamente no colo de... De quem? Não é possível ver a forma da pessoa a quem ela se entrega de maneira tão confiante e despreocupada. Ela sorri, está de olhos fechados, tem flores no cabelo. Ah, ela é uma romântica. Qual de nós não conhece esse sentimento?

Mas veja, ela não conhece a pessoa a quem se entrega, ele é uma figura enigmática, um azul turbulento que não a envolve em seus braços, permanece distante e frio. Será que ele realmente existe ou se trata apenas de um sonho da mulher, uma projeção a qual ela se entrega sem se dar conta?

A carta certamente nos mostra uma mulher apaixonada. A paixão tem na cegueira sua pedra fundamental. A paixão arrebata e não nos deixa ver o que temos diante dos olhos. Quem não conhece tal sentimento que atire a primeira pedra. Todas já fomos vítimas de seus enganos.

Embora algumas pessoas considerem a projeção apenas em seu aspecto negativo, ou seja, projetamos no outro aquilo que não queremos enxergar em nós, é possível supor que também projetamos no outro aspectos positivos de nós. Nesse sentido, sempre nos relacionamos com o mundo por meio da projeção. Dessa forma, o outro serve ao sublime papel de espelho, ajudando a refletir aquilo que está em nosso inconsciente.

É importante compreender que a projeção não se limita apenas aos relacionamentos amorosos, embora esse certamente seja seu palco favorito. Constantemente somos confrontadas com imagens projetadas pela mente. Imagens que são alimentadas por imposições e máscaras sociais, por nossas feridas ainda não curadas, pelo excesso de expectativa e também por nossos medos.

Qual outro te encanta? Qual é intolerável? O quanto esse outro revela de você?

A carta da Ilusão convida a uma reflexão sobre a qualidade de suas relações. Você consegue enxergar o outro tal qual ele é, ou vive presa nas armadilhas de sua mente, agindo impulsionada por aquilo que seus olhos embotados pela névoa da ilusão te dizem?

Chegou a hora de você abrir os olhos e enxergar quem, verdadeiramente, está diante de você. Fale menos, ouça mais. Permita-se acordar dessa ilusão infantil de achar que o mundo é exatamente tal como você imagina.

As crianças agem assim. Quando uma criança sonha ela acorda chorando, pois ainda não aprendeu a identificar a diferença entre a fantasia e a realidade. Por isso ela tem tanto medo e é tão vulnerável.

Talvez você venha agindo como uma criança já há bastante tempo. Sonhando, projetando e ressentindo-se quando as coisas não são aquilo que você imaginava.

Obviamente que se manter preso ao sonho é confortável e exige apenas o esforço de dormir. Dormir e sonhar e acreditar que o sonho é real. Mas, novamente, isso é o que as crianças fazem.

Essa carta vem para lembrá-la que o despertar pode ser um processo doloroso, mas também gratificante, pois apenas despertos é que podemos agir no mundo a partir de um lugar de consciência e presença.

Amante de pássaros

Era uma vez um pássaro que, desavisado, permitiu ser amado
O amante achou justo prender a ave em uma gaiola tão dourada
quanto o amor que sentia

E todos os dias ele alimentava o pássaro
todos os dias dava-lhe de beber

Mas com o tempo a gaiola dourada enferrujou
aconteceu o mesmo com o amor

E o amante foi embora
esqueceu o pássaro trancado dentro da gaiola
nem se preocupou em devolver-lhe a liberdade

E agora, quem se importará que em algum lugar do mundo
um pássaro esteja morrendo preso em uma gaiola?

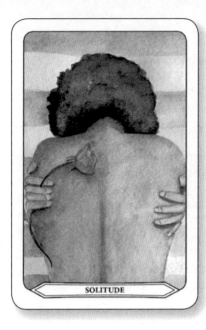

SOLITUDE

"Solidão é ausência do outro; solitude é sua própria presença."
Osho

Existe uma diferença muito tênue, e ainda assim muito significativa, entre solidão e solitude. A primeira diz respeito à ausência de outro, a segunda fala sobre a presença de si.

A vida moderna exige cada centímetro de pele de que dispomos e talvez ainda mais. Relacionamentos, emprego, filhos. O cabelo impecável, a unha feita, a depilação em dia. Não basta ser boa, é preciso ser muito boa em tudo, e de salto alto, preferencialmente. Se antes a mulher ficava protegida no recanto do lar, hoje ganhamos o mundo, mas pagamos o preço por sermos puxadas para todos os lados ao mesmo tempo. Exigidas. Convocadas.

As redes sociais, a necessidade de conexão, manter a cartela de vacinação das crianças em dia, reunião na escola, reunião no trabalho. E as poucas horas livres dedicadas a acompanhar a vida das pessoas que amamos. Curtir a última postagem, assistir ao vídeo que alguém postou no grupo, brigar na reunião do condomínio com aquele vizinho indesejável que realmente não tem nada melhor para fazer na vida. E assim, cada segundo do dia vai sendo ocupado pela presença de tudo, mas uma completa ausência de si.

A Alma Selvagem clama para um momento consigo mesma, mas ao invés de desfrutar da própria presença, esse momento pode ser confundido com solidão. E isso pode representar um risco potencial. Quando isso acontece a mulher corre o risco de ser raptada. No estado de solidão, a mulher pode se atirar a sorte de qualquer um que ofereça (ou não) a menor presença. Qualquer aceno de afeição já é tomado como bote de salva-vidas.

A solitude é diferente. É um estado de presença e autocompletude que apenas é alcançado quando o turbulento mar da solidão foi vencido. Como ensina Osho, "o amor de verdade não é uma fuga da solidão, o amor de verdade é uma solitude abundante".

A solitude é, portanto, um sentimento de completude em si a partir do qual é possível estar com o outro. É também a cura para uma vida repleta de exterior – tudo para os outros, pelos outros, em favor dos outros. Nunca para si.

Existe uma espécie de egoísmo terapêutico que precisa ser aprendido pela mulher. Em nossa sociedade a mulher é o personagem do cuidado, da dedicação ao outro, do abandono de si. Já pequena, no colo da menina, é colocada uma boneca para que desde cedo aprenda a arte de cuidar do outro.

Se lhe fosse pedido listar as coisas mais importante de sua vida, qual posição você ocuparia? Lembraria de escrever o próprio nome?

A carta da Solitude traz a imagem de uma mulher de costas abraçando o próprio corpo. Ela está nua, pois uma pessoa em estado de real solitude nada esconde de si. Ela traz na mão uma rosa.

A rosa é um símbolo muito apropriado para o amor. Dizem que quando os anjos e santos se manifestam na terra são precedidos pelo aroma de rosas. O rosário tem esse nome pois, antigamente, suas contas eram feitas a partir das pétalas das rosas. Os apaixonados oferecem rosas uns aos outros. Assim, há uma relação profunda e antiga entre o amor e as rosas.

O amor deve ser percebido como um estado, nunca uma ação. Ação é um movimento em alguma direção e sentido, o amor não pode ser uma ação, precisa ser um estado. O ser que ama o faz porque alcançou dentro de si um estado de amor. É bem parecido com o que acontece com as rosas. Uma rosa é, e a partir de sua essência exala perfume. A rosa não oferece seu aroma apenas aos apaixonados, ela não escolhe como e quando oferecerá sua essência. A natureza na rosa a faz exalar o aroma, independente de haver ou não alguém para apreciá-la. Essa é a natureza do amor.

A mulher da carta é como uma rosa em estado de presença. É a partir de um verdadeiro estado de solitude que podemos amar. Apenas depois de ultrapassar as barreiras da solidão podemos nos encontrar, verdadeiramente, com quem quer que seja.

A carta da Solitude aparece como um convite a apreciar a si mesma. Como você se sente quando não há ninguém ao seu redor? Drenada pela solidão ou alimentada pela solitude? Talvez você se esconda em tantos afazeres que sequer tem tempo para diferenciar uma da outra. Essa carta também pode ser um aviso: você está excessivamente solitária, escondendo-se do mundo atrás de uma capa da solidão? Se for o caso, saiba que todo excesso é prejudicial, até mesmo o excesso de si.

Enfim, é um convite a olhar-se de maneira genuína. Não há ninguém a quem enganar além de si mesma, por isso não se preocupe em inventar uma resposta aceitável. Seja honesta consigo, a vida está cobrando isso.

꘎

É possível encontrar-me sem jamais ter-me visto?
Como saber qual reflexo é meu?
Qual pertença?
O corpo empresta existência a alma
Deveria o corpo ser soberano na vida
o sagrado,
jamais profano
A alma é intrusa
hospedeira na existência corpórea
Voyeur de uma biografia.

꘎

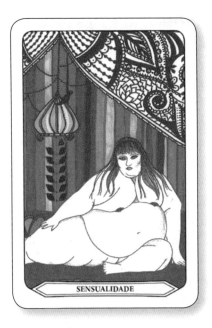

SENSUALIDADE

"Há na sensualidade uma espécie de alegria cósmica."
Jean Giono

Ilustração da autora com intervenção da artista Ana Castilhos.

A carta da Sensualidade traz uma mulher que poderia ser considerada não-sensual, segundo algumas normas estéticas da sociedade atual, o que é uma tolice. Qualquer um que olha sabe que ela exala sensualidade. É uma mulher gorda, absolutamente gorda, obesa. Os seios esparramam por sobre a sua grande barriga, que praticamente tapa-lhe o sexo. Ela está nua, pois nenhuma roupa pode cobrir o tremendo poder sexual que possui. Ela está sentada em uma cama e olha de forma convidativa e desafiadora para frente. Tudo nessa mulher é um convite ao prazer. Qualquer um que a veja assim, poderosa e nua, gostaria de afundar o rosto entre seus seios volumosos e fartos.

A mulher não possui cores e contrasta com o cenário opulento e colorido ao seu redor. E, ainda assim, nada na imagem chama mais atenção do que ela que não precisa de nenhum acessório. Nada além da própria beleza poderia sobressair.

A carta da Sensualidade vem te lembrar da conexão com seu próprio corpo. Qual história da sua sensualidade? Como ela se expressa? Escondida? Esquecida? Ou talvez você a use como uma arma e uma forma de manipular as pessoas? Colocou algum prazer acima do seu próprio?

Qual sua relação com o prazer? A sensualidade está a seu serviço ou é você que serve a ela?

Você já teve sua sensualidade tolhida ou violada? Pode vivenciá-la de forma livre ou seu prazer está constantemente atrelado a julgamentos, culpa?

Talvez você ache a forma do seu corpo inadequada. Talvez você julgue as pessoas pelos corpos e dê excessiva atenção às aparências. Essa carta invita a olhar para seus excessos e a maneira como isso é expresso no corpo. Você come demais? Ou rejeita a comida? Do que você tem fome nesse momento? Como alimenta seu corpo? De qual alimento que não se permite nutrir?

Isso diz respeito a formas de sentir prazer.

Tire um tempo para pensar sobre essas questões e como elas reverberam em sua vida nesse momento. E não esqueça que o seu corpo é um grande mestre. Saiba ouvi-lo.

࿇

Meu ofício é sentir em profundidade
sentir em cada célula do meu ser
e depois transformar isso em arte

Por isso as palavras transbordam como gozo
que escorre pelas pernas

Esse ofício é meu

falar de coisas que as pessoas esqueceram
correr descalça pela vida
me lançar de penhascos e abismos
pelo simples prazer de voar
Por isso escrevo poesia
enquanto faço amor com estrelas

࿇

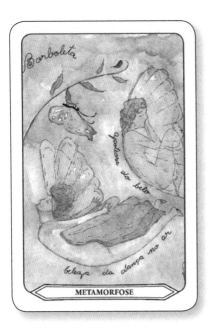

METAMORFOSE

"A única promessa da vida é sua impermanência e ela a cumpre com rigorosa impecabilidade."
Jennifer Welwood

Quem nunca passou por um profundo e poderoso processo de transformação pode se deixar levar pela beleza dos resultados, sem se dar conta de toda dor que ele implica. Pense em uma lagarta. Seria possível imaginar a dor que faz a lagarta se retirar do mundo e se esconder em um escuro e misterioso casulo?

É interessante pensar que um pássaro cresce observando o mundo do alto do ninho. Desde o nascimento pertence aos céus. Mesmo que não saiba voar, ele sempre cresceu nas alturas. Um pequeno pássaro pode observar o voo de seus pais e por isso saberá o que fazer quando o momento oportuno chegar e ele mesmo tiver que se atirar na direção do horizonte.

Já a borboleta jamais teve tal experiência. Ela nasce lagarta. E vive sozinha se alimentando do verde das folhas enquanto se esconde dos terríveis pássaros. São os pássaros que pertencem aos céus, não as lagartas.

Mas um dia a lagarta abandona a velha forma de existência. É impossível saber o que a fez mudar. Mas talvez você saiba.

Lá no fundo cada um sabe as razões pelas quais precisa mudar de forma.

E assim, a lagarta rasga a própria pele, até que nasçam asas. Ela não apenas muda, ela nasce. Outro ser. E quando parece que o pior passou é necessário romper o casulo e encarar o mundo. Pois quem antes rastejava agora voa. Como confiar nas asas sem nunca antes ter voado?

É preciso reinventar a forma de perceber o mundo. A carta da transformação traz uma imagem adorável, mas não se deixe enganar. Nela vemos um casulo. Uma mulher em posição fetal que entrega-se ao voo. Uma imagem adorável, mas não é um processo que se atravessa de maneira fácil ou impune. A transformação tem seu preço e ele não é barato.

A carta da Transformação é um convite para olhar as partes estáticas de sua vida. Como você lida com a transformação? Aceita os desafios ou fica agarrada a casulos onde não cabe? Está disposta a correr riscos? Aceita a mudança e todas as perdas e ganhos que ela encerra?

Nem sempre a mudança é bem vinda, mas são raras as vezes que não seja necessária. A própria manutenção da vida exige pequenas e incontáveis transformações. Toda transformação encerra um fim, mas também um começo. E lidar com isso é arte.

৵৻৶

Nascer

O mais irremediável dos verbos
Estrada verdadeiramente sem volta
Já ouvi histórias de ressuscitados e mensagens
vindas do além
Mas quem, depois de provar os sabores da vida,
retornou ao útero?

A quem foi permitido,
depois de sentir o gelado sopro do mundo,
volver às entranhas maternas?

Parto
substantivo comum àqueles que nascem
Partir
verbo intransitivo dos que não voltam

Por isso nascer é o mais corajoso ato
partida irreparável
definitivo voo
Nasci de mim mesma
algumas vezes
rasgando ao meio minhas entranhas

Algumas vidas abandonei
não como os que morrem e se tornam penadas almas
arrastando memórias feito correntes
Minhas vidas abandonei como quem nasce

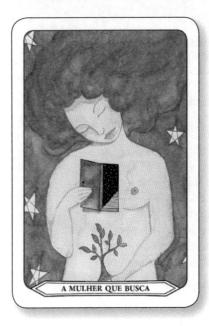

A MULHER QUE BUSCA

"O que você procura está procurando você."
Osho

A carta da Mulher que Busca traz a imagem de uma mulher de olhos fechados. É possível que ela tenha aprendido, ao longo da vida, que a maior e verdadeira busca se dá quando fechamos os olhos para fora e trazemos a atenção para dentro. Toda busca além dessa, é uma ilusão. Buscar por respostas é uma ilusão. Buscar por caminhos é uma ilusão. A mulher que busca deve estar ciente disso.

A mulher traz os olhos fechados, mas o peito aberto, representado por uma porta com escadas que levam ao infinito. O que a espera se atravessar a porta? Será possível encontrar o caminho de volta? Será possível voltar?

Ela está nua, pois já se libertou de toda e qualquer censura e julgamento que poderia ter sobre o próprio corpo. O corpo não mais a interessa, ela olha para dentro. Ela busca o que está atrás da porta, em direção ao Universo, em direção ao vazio.

Na mão ela traz uma pequena árvore que representa todas as possibilidades que ela ainda não conhece, mas que de alguma forma sabe que existem.

A carta vem falar sobre a sua busca pelo caminho espiritual. Você já iniciou a derradeira jornada em busca de si mesma?

Saiba que essa não é uma busca fácil e é provável que jamais a finalize, pois encontrar a si mesmo é uma busca sem fim. E, ainda assim, não há nenhuma busca mais importante do que essa. Todo o resto é ilusão. Todo resto é distração.

Talvez você já tenha iniciado essa jornada, talvez esteja buscando agora mesmo. Também é possível que não faça ideia do que seja essa busca, mas existe algo dentro de você, uma voz que clama e que você não sabe como atender. Ainda.

Essa é a voz da Buscadora que existe dentro de você e ela te chama. Você está pronto para ouvir?

A mulher dessa carta traz o semblante calmo, mas o caminho que a leva para dentro é escuro e pode ser tenebroso. Ninguém sabe o que vai encontrar quando parte em direção às profundezas de si.

A Mulher que Busca te convida a olhar para sua luz e sombra nesse momento. Você está pronta para o que está por vir?

A mulher à soleira da porta

Há uma mulher que espreita à soleira da porta
com olhos famintos e imensos
Eu a vejo arranhar do batente a madeira, mastigar as unhas,
morder os lábios e apertar a nuca
Mas ela nunca atravessa a maldita porta
fica presa à soleira colhendo as migalhas que até a ela chegam
sem nunca saber o gosto de comer o fruto inteiro

Queria que ela desse o passo final, e largasse o batente da porta
Abandonasse a tímida vela que nada ilumina além de si mesma
e se lançasse à escuridão do quarto usando o tato
e o faro para guiar seus passos

Mas ela não se move
e a coragem que lhe falta me enerva
Por isso a golpeio com meu desprezo
Mas ela permanece à espreita, sem afastar um passo
sem nada entregar de si mesma

ORÁCULO DA MULHER SELVAGEM 55

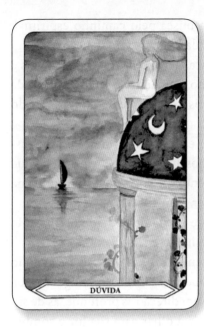

DÚVIDA

"Nenhum vento sopra a favor para quem não sabe para onde ir."
Sêneca

A carta acima traz algumas questões que precisam ser respondidas:
O sol está nascendo ou se pondo?
O barco está chegando ou partindo?
Por que a mulher está nua?

Essas perguntas podem parecer sem importância, mas são fundamentais para pensar o momento da vida pelo qual você está passando agora. Assim, respire fundo, tome um tempo antes de prosseguir e responda as questões acima.

Talvez você queira saber sobre as respostas, mas na verdade, como acontece em quase todos os momentos da vida, a resposta pouco importa. E isso é tão verdadeiro que uma pergunta pode levar a infinitas respostas ao longo da vida. Por isso não se comprometa demasiadamente com as respostas, mas preste bastante atenção às perguntas.

A carta da Dúvida traz a imagem de uma mulher nua. Ela parece estar no alto de um templo e olha para o mar. Poucas são as conclusões possíveis de serem feitas a partir da imagem, embora certa melancolia esteja presente.

A nudez da mulher, ao contrário das outras cartas, não representa uma conexão com o corpo ou com o abandono de máscaras, mas sim a perda da identidade. Nessa carta, a mulher despida não sabe quem é. No simbolismo da Mulher Selvagem, os trajes, muito mais do que uma mera vestimenta, trazem a representação da própria persona, ou seja, a maneira pela qual a mulher se faz conhecer no mundo, a forma pela qual quer ser vista e é reconhecida.

É possível que você esteja em um momento de dúvidas e incertezas em seu coração. Talvez a escolha por um novo caminho enquanto olha com demasiada nostalgia para a estrada que a trouxe até aqui. Talvez, como a mulher da imagem, sinta-se nua, em um momento em que escolhas precisam ser feitas e decisões devem ser tomadas. Mas veja, existe um segredo sobre essa imagem. Algo muito poderoso, um precioso presente:

O sol está nascendo ou se pondo?
O barco está chegando ou partindo?
Por que a mulher está nua?

Nenhuma dessas perguntas são, de fato, uma escolha. Na verdade não existe escolha. Escolha representa dúvida e incerteza. Pois ao escolher uma opção em detrimento de outra, corre-se o risco de ficar para sempre na incógnita do que teria acontecido acaso fosse outra a escolha. Escolher é aprisionar a alma no alto do templo, presa entre todas as opções possíveis. Por isso não escolha, decida. Decida o momento do sol. Decida a direção do barco. Decida a razão que leva a mulher a estar nua.

Decisão é diferente da escolha. A decisão apenas acontece a partir da mobilização de força interna. Nesse sentido, não há escolha, não há dúvida, não há a fragmentação da personalidade. Há o ser que decide e se move a partir das escolhas que realizamos em detrimento de outras escolhas.

É possível tomar escolhas sem que isso implique em decisão. Em geral, são escolhas aleatórias e desconectadas de um sentido mais profundo para a alma. Elas são possíveis, mas não surgem a partir de um direcionamento da consciência em detrimento de outra opção.

Olhe para sua vida nesse instante. Onde estão as suas dúvidas? Onde está a sua força? Você está focando sua atenção na dor das escolhas ou na força da decisão? Quem você decide ser a partir de agora? Qual o impacto dessa decisão para sua vida? Lembre-se de que não existem escolhas fáceis e que as respostas mudam ao longo de uma vida inteira. Deixe que as perguntas sejam o seu norte e não as respostas. Transforme esse momento de incerteza na maravilhosa oportunidade de ter decisões.

Divagando
Devagar ando
e minhas pegadas seguem obedientes
Sempre perguntei se elas continuariam a fazê-lo
acaso tivessem consciência
do destino que escolhi
De vagar ando
Escolher
máxima hipocrisia do livre arbítrio
Eu trocaria todas as minhas escolhas
por um único dia
em que não precisasse responder por elas

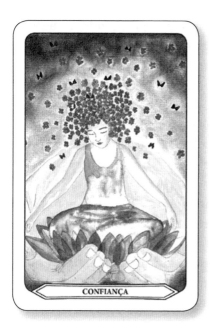

CONFIANÇA

"Seja como os pássaros que, ao pousarem um instante sobre ramos muito leves, sentem-nos ceder, mas cantam! Eles sabem que possuem asas."
Victor Hugo

A carta da Confiança revela a imagem de uma mulher que descansa em um gigantesco par de mãos. Ela está sentada sobre uma flor de lótus e de sua cabeça saem pequenas flores e borboletas. Essa é a imagem da confiança.

A mulher tem o rosto sereno, mas é impossível presumir os caminhos que ela precisou trilhar até chegar a esse momento de entrega e de relaxamento. É possível que alguém, ao ver a serenidade em seu semblante, imagine que o caminho que ela percorreu tenha sido gracioso e fácil. Só quem, verdadeiramente, conheceu o sabor dos espinhos pode dar valor à pureza das rosas.

A flor de lótus também traz uma simbologia importante. Dizem que essa flor aquática é capaz de brotar da água parada, muitas vezes suja e fétida. Ela nasce nas profundezas do lodo e se esgueira até atravessar a camada de sujeira que impregna a água e só então abre suas pétalas, que jamais se deixam contaminar pela impureza da água. As pétalas do lótus são sempre limpas e belas, nunca são tocadas pela lama da qual emergem.

Essa é a razão pela qual é possível supor que o caminho que trouxe a mulher até esse momento não foi fácil, mas, ainda assim, a dureza da jornada não foi capaz de roubar a tranquilidade de seu semblante. Ela não se deixou poluir pelas águas sujas que atravessou. Ela agora descansa e relaxa. Nesse estado de relaxamento, flores e borboletas surgem em volta de sua cabeça. A mulher está profundamente pacífica em uma atitude de entrega e não-ação e, ainda assim, tudo que viveu até o momento transborda magicamente do próprio ser.

A sociedade atual ensina que sempre é necessário fazer algo em cada instante, em cada minuto. Se você quer resultados precisa se esforçar, tem que se esforçar, não pode confiar em ninguém além de si mesmo. Isso pode acarretar em uma sensação de nunca ter feito o suficiente, nunca ser bom o bastante. Quando não podemos contar com ninguém, além de nós mesmos, somos consumidos até a exaustão dos corpos físico e mental. Não há espaço para relaxamento, para confiança, para fé. Só é possível acreditar na concretude dos atos que garantirão os resultados pretendidos. Talvez você conheça bem esse cenário, talvez tenha passado por isso muitas e muitas vezes. Talvez você esteja nesse ponto agora.

A Não-Ação não significa preguiça ou ausência de ação, mas é algo muito mais poderoso e genuíno no qual tudo que era possível fazer foi feito. Em todos os atos e passos em direção a determinado objetivo você teve uma intenção clara e já fez tudo o que estava ao seu alcance para realizá-la e, agora, pode simplesmente entregar e confiar. Você não precisa esperar pelo resultado, pois a espera também é uma ação, é o oposto da entrega. Você não espera, você confia.

A carta da Confiança fala de uma Não-Ação, consciente e voluntária, e que é pautada na certeza de que não estamos sozinhos, de que há a mão de um ser maior que tudo sustenta e a todos provê.

É possível que você tenha passado por caminhos pedregosos e desafiantes, talvez ainda esteja passando por eles. Mas essa carta vem falar que agora é o momento de descansar e isso virá como um acalento para a alma, uma benção divina. Essa carta fala sobre esse momento de paz interior. E veja que ela não se encontra apenas no final da jornada, mas onde quer que você esteja agora é convidada a descansar e saber que mesmo a Não-Ação é ação e traz efeitos. Portanto, usufrua desse momento, ele é seu e você merece.

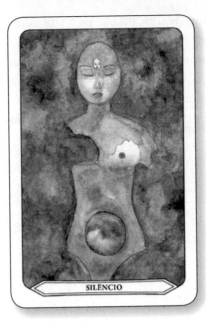

SILÊNCIO

"Palavras são excessos
que uso para preencher vazios
Por isso sou boa com palavras
Os vazios são imensos."

Jennifer Perroni

A carta do Silêncio traz a imagem de uma mulher flutuando no universo. Ela encontra-se completa em sua incompletude. O semblante traz uma expressão de calma e serenidade e a pequena face que surge do terceiro olho é a consciência.

A mulher da carta parece flutuar no universo e o espaço aparentemente vazio em seu ventre não denota ausência, mas ela está repleta de infinito. Ela está gestando o próprio vazio que carrega dentro de si no útero cósmico.

Muitas pessoas temem o vazio e por isso enchem cada parte da vida com atividades, com afazeres, falas, excessos e obrigações. Até naqueles raros momentos em que não há nada com o que se preocupar, estão voltadas para fora de si. Com isso, enchem suas vidas com a vida de outras pessoas, com novelas, com filmes, com músicas e com seriados. Não há espaço para o Ser que existe dentro delas. Está tudo cheio, mas não preenchido. Seria esse o seu caso?

No silêncio é preciso estar atento às armadilhas. Existe algo muito diferente entre o silêncio arbitrado e o silêncio cultivado.

Pergunte a uma criança a diferença existente entre esses dois silêncios e ela lhe dirá.

Se um bebê é deixado em seu berço e ninguém lhe dá a menor atenção, ele vai chorar, chorar até que todo o ar dos pulmões escape; até que não reste nenhuma esperança de que seu choro seja ouvido ou atendido. O bebê aprenderá com isso o silêncio.

Mas não há valor nesse tipo de silêncio, ele não denota aprendizado ou amadurecimento, mas, ao contrário, é fruto de um endurecimento da alma que não consegue mais chegar à voz e fica preso à garganta.

Muitas mulheres conhecem esse silêncio de quem cansou de falar sem ser ouvida. Trata-se de um silêncio desesperançado, da voz amordaçada no peito que não encontra mais forças para vencer as correntes que a mantém presa ao peito. Esse silêncio é mortal, pois aos poucos vai apagando não apenas a voz, mas a alma da pessoa. Os olhos perdem o brilho. É inevitável. A criança cansou de chorar e ninguém veio ao berço.

Infelizmente, muitas crianças conhecem esse tipo de silêncio. É comum que se tornem adultos acanhados e sem voz. Ou, na direção oposta, podem se tornar pessoas que falam compulsivamente, o tempo todo, a toda hora. Falam ainda que não tenham nada a dizer e continuam mesmo que ninguém ouça.

O silêncio que nasce sem ser cultivado, que é menos fruto de um aprendizado e mais uma imposição, pode resultar em uma verborragia, em um excesso de palavras sem sentido, sem expressão, que preenche os espaços, mas que não apresenta qualquer valor. É o falatório da mente que se expressa em uma personalidade que fala sem parar. Você conhece alguém assim?

O silêncio cultivado nasce de uma profunda conexão com o ser, foi conquistado, muitas vezes, a duras penas. Osho foi um grande mestre a ensinar sobre o silêncio e para isso ele usava as palavras. Mas, como ele mesmo dizia, o importante não eram as palavras ou o que era dito, mas o não-dito. No silêncio, dizia ele, o amor acontece.

O amor só pode acontecer no silêncio, pois apenas em silêncio é possível que dois seres estabeleçam uma conexão profunda e verdadeira.

Enquanto estamos falando, estamos invariavelmente presos a uma trama de especulações da mente. Por isso o silêncio é perturbador para muitos. O silêncio desnuda. Ninguém consegue mentir no silêncio, não há onde se esconder, tudo é revelado.

A Mulher Selvagem se nutre no silêncio. Quando estamos em silêncio podemos ouvir a sua voz. Até quando ela grita, isso não passa de um sussurro que corre o risco de não ser compreendido em meio ao tumulto da mente. O silêncio é externo e interno. Talvez esse seja o traço mais importante que o silêncio possui.

O silêncio externo é fácil de conseguir, o considero cada dia mais raro, mas, ainda assim, mais fácil de encontrar do que o silêncio interno, que é o silêncio da mente. Esse é o mais profundo, o mais verdadeiro, o mais difícil de ser cultivado. E é para esse silêncio que você deve dedicar sua atenção.

A carta do Silêncio é um convite silencioso e incompleto. Talvez ele nada signifique para você. Talvez ele tudo signifique para você. É possível que esse estado já tenha sido cultivado, conquistado dentro de seu próprio ser. Ou é possível que seja algo ainda desconhecido. De qualquer forma é um convite para revisitá-lo e saber que não importa o tamanho do silêncio que existe dentro de você nesse instante. É possível conquistar sempre um pouco mais.

Não esqueça: o silêncio é uma grandeza de ordem infinita.

☙

Silêncios da alma

São muitas formas de silêncio
tantas quanto são as expressões da alma

Silêncio que aproxima e que afasta
O que compreende e o que discrimina
que acolhe e espanta

o que nutre e o que fere
o que permite e o que nega
o que fala, o que emudece

São muitas as formas de silêncio
Tantas quanto são as expressões da alma
Silêncio que restitui e o que arranca
partes, pedaços, sentidos

São muitas as formas de silêncio
silêncio repleto de dor, ou pleno de gozo
Silêncio que liberta e o que aprisiona

Muitas formas
Muitos silêncios
Tantos quanto são as expressões da alma
Silêncio que é castigo que presenteia
Meditativo e turbulento
Imposto e compartilhado
Maduro e pirracento
De quem se importa se quem não se preocupa
Que consente, que não sabe
Silêncio que aproxima e o que afasta
Que ocupa espaço e deixa vazios

São muitas as formas de silêncio

Qual silêncio da alma tua?

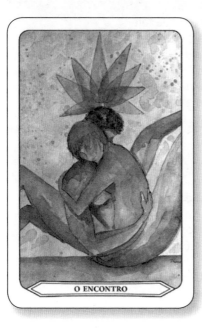

O ENCONTRO

"Na verdade, somos uma só alma, tu e eu. Nos mostramos e nos escondemos tu em mim, eu em ti. Eis aqui o sentido profundo de minha relação contigo, Porque não existe, entre tu e eu, nem eu, nem tu."

Rumi

Na carta do Encontro vemos um casal, masculino e feminino, enlaçados em um abraço. Cada pessoa traz dentro de si tanto a energia masculina quanto a feminina, o yin e yang, ação e reação, o quente e o frio, o começo e fim. O equilíbrio entre essas polaridades internas se expressa externamente na qualidade das nossas relações.

Por isso os relacionamentos amorosos são tão desafiantes. Todo relacionamento entre duas pessoas envolve pelo menos quatro pessoas se considerarmos o masculino e feminino que existe em cada um. E uma dança a quatro torna-se mais desafiante do que dançar a dois. Imagine combinar quatro pares de pés em um mesmo ritmo?

Sobre a cabeça do casal, a representação de uma flor de lótus que é vista como uma planta sagrada, principalmente no Japão, na Índia e no Egito e possui múltiplos significados.

Primeiramente há de se destacar as raízes fixadas na profundidade pantanosa presente nas águas paradas. A planta precisa ultrapassar a camada de lodo até encontrar um local no espelho d'água para que ela possa florescer. Esse é um movimento que a planta faz diariamente, uma vez que todas as noites as suas pétalas se fecham e a flor submerge para as profundezas do lago que a recebe, depois, retorna à superfície quando os primeiros raios de sol são despertados. Ainda assim, e essa é a segunda característica dessa maravilhosa flor, pois suas pétalas permanecem limpas e imaculadas apesar da impureza que atravessa. Dessa forma, a lótus representa elegância, pureza, graciosidade e perfeição, uma vez que a exatidão em sua forma remete à geometria sagrada.

Segundo a simbologia oriental, as flores de lótus azuis remetem à sabedoria e ao conhecimento, enquanto a flor de lótus cor de rosa significa amor e compaixão. Nessa carta, vemos pétalas azuis e vermelhas em uma mesma flor, novamente representando a interação entre as dualidades masculino e feminino. A presença do lótus sobre o casal representa a necessidade de superação de dificuldades e dores para que o amor aconteça. E o amor, tal como a flor, é sempre puro.

A carta do Encontro vem falar de um encontro. Esse encontro pode ser interno e externo.

Internamente, diz respeito a como está o equilíbrio das energias masculinas e femininas que cada um traz dentro de si. Qual a história que você conta sobre o masculino? Qual a história que você conta sobre o feminino?

Talvez você seja uma mulher que precisou usar muita força masculina para conseguir sobreviver. Talvez você precisou acessar a força do seu homem interior e, por isso, ativou excessivamente a energia masculina dentro de si. É uma mulher de ação, de poder de decisão, de muita força de vontade. Isso é maravilhoso e importante. No entanto, quando opera muito no lado masculino corre o risco de não conseguir voltar para a sua natureza feminina e isso tem seu preço. Uma mulher que não está conectada à energia masculina está desconectada de sua capacidade de realização.

ORÁCULO DA MULHER SELVAGEM 67

Estar excessivamente infiltrada na energia feminina é igualmente prejudicial, pois pode resultar na formação de características como vitimismo, sentimentos de depressão, dificuldade de realização, manipulação e instabilidade emocional.

Segundo o conhecimento sistêmico, a mulher segue o masculino que serve o feminino"[9]. Embora essa frase possa suscitar reações, há de se destacar aqui os diferentes papéis assumidos pelo masculino e pelo feminino, seja internamente ou em uma relação amorosa.

Para que um relacionamento externo se desenvolva é preciso que você estabeleça um relacionamento interno primeiro. Fortalecendo o lado masculino e o lado feminino que carrega internamente, equilibrando as energias que podem estar em desarmonia e que se refletem na qualidade das suas relações.

Se você está em um relacionamento no momento, talvez seja a oportunidade de aprofundar a qualidade da parceria. Se não está em um relacionamento, pode ser que a carta venha falar de algo que está por vir. E esse estar por vir, poderá ser em breve. Sozinho ou acompanhado sempre podemos melhorar a qualidade de nossas relações, isso vale para as relações que estabelecemos com os outros e, também, com aquelas que se realizam em nós mesmos.

❦

Equilíbrio

Equilíbrio não é aquilo que existe no perfeito encaixe
No modelo acabado de fechadura e chave
não está no silêncio
na comodidade
no que é fácil

O equilíbrio vem de formas que não combinam
maiores, menores, pesadas, leves

[9] Bert Hellinger.

Vem da disposição em estar junto,
ainda que a correnteza separe os corpos
e que o barulho das águas seja constante

O equilíbrio vem de algo que jamais encontraria fora
E ainda assim
É no externo improvável que se materializa
Equilíbrio é escolha em ficar
soltar um peso sobre outro peso até que juntos não pesem mais

Equilíbrio sempre fala de pesos
pois o que é leve não precisa equilibrar-se...

Flutua em si mesmo
E equilibrar-se sempre exige

Outro

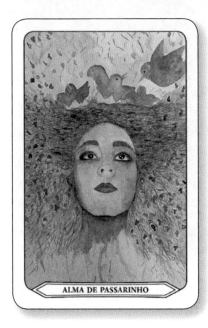

ALMA DE PASSARINHO

"Tenhamos asas maiores que nossos ninhos para que possamos alcançar o horizonte."
Autor desconhecido

Nessa carta temos uma mulher de rosto suave. Pergunto: – Onde está seu corpo? No lugar dos cabelos vemos um ninho onde pequenos pássaros encontram o refúgio. Essa carta chama-se Alma de Passarinho e fala sobre sonhos, liberdade e procrastinação.

Os pássaros representam a liberdade, a possibilidade de ir e vir, a ausência de prisões. No entanto, eles ainda estão no ninho. São jovens demais para sonharem com os horizontes. Ainda estão testando suas asas e a capacidade de voar.

O ninho representa a segurança, mas até mesmo isso precisa ser abandonado em algum momento. Se o pássaro quiser estar sempre seguro, corre o risco de nunca voar. Sem voar, perderia a mais bela experiência da alma. Mas, dizem que até mesmo os pássaros temem a hora do primeiro voo e cabe aos pais atirá-los fora do ninho.

A carta Alma de Passarinho fala sobre uma mente prodigiosa em ideias, como os muitos pássaros que a mulher tem na cabeça, mas que talvez viva, excessivamente, no mundo das ideias, que está simbolizado pela ausência do corpo, de forma que a cabeça flutua no ar.

O ninho é florido, confortável e belo, mas se tornará uma prisão, encantadora, mas ainda assim uma prisão. Como já dizia Rubem Alves, existem muitas maneiras de voar, mas o voo acontece mesmo por etapas. Para isso, para que os pequenos pássaros possam um dia alçar voo, eles primeiro precisam crescer, desenvolver as próprias asas, aprender sobre o vento e então confiar... O voo acontece em uma estreita alquimia entre o vento e a asa.

A carta Alma de Passarinho traz o questionamento sobre a confiança que você tem nas asas. Você está fortalecendo seu voo ou está paralisando pela altura de onde está o ninho? Seus olhos estão voltados para o horizonte ou para o chão? Como está sua capacidade de voar?

Se você desenvolveu suas asas, é possível que a carta venha para transmitir-lhe a mensagem dizendo que é hora de confiar. Talvez você sinta que precisa de um pouco mais de tempo, mas coloque metas, objetivos, para não correr o risco de ficar como a mulher na carta, com muitas ideias na cabeça, mas sem nenhum movimento para pô-las em prática.

Cultive seus sonhos como se fossem pássaros e então, quando estiver pronta, voe com eles. Isso faz sentido para você?

༄

Alma de Passarinho

Ah alma...
Quem fez de ti passarinho?
O que te faz cantar ao raiar do dia?
O que te fez atrevida e leve?
Ah passarinho...
Se ao menos te detivesse um pouco
entre um e outro voo
Eu, quem sabe, fizesse ninho

Mas como criar raízes se meu sonho sempre foi voar?

Vai passarinho
vai que te quero livre
carrega meus sonhos como sementes
e lança-os ao verdejar dos dias

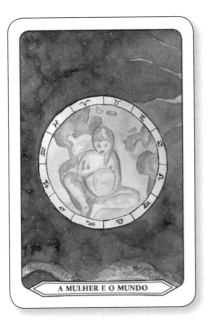

A MULHER E O MUNDO

"Quer tenhamos filhos, quer não, quer cuidemos do jardim, das ciências, das tormentas da poética, sempre nos depararemos com a mãe selvagem em nosso caminho para qualquer lugar. E é assim que deve ser."

Clarissa Pinkola Estés

A Mulher e o Mundo traz a imagem de uma mulher grávida acariciando a barriga gentilmente. Ela é dividida, metade é iluminada pelo Sol, a outra metade, pela lua. É possível ver que ela repousa diante do mundo, cercada pela mandala astrológica e tem o universo ao seu redor. Aos pés da mulher é possível ver a parte da cauda de um dragão.

Ela ser banhada pelo Sol e pela Lua representa a integração do masculino e do feminino. Apenas pela união dessas polaridades a gestação é possível. E a gestação tem muitos significados: sonhos, projetos, filhos, relacionamentos, profissão, casa, viagem. Tudo aquilo que uma mulher pode conceber em seu coração é um filho que ela, após gestar, entregará ao mundo. Todo filho é também um ato de entrega.

Quem tem filhos sabe que eles jamais são criados para si, mas para o mundo. E mesmo o mais pessoal e íntimo projeto é a entrega de uma realização à humanidade. Isso que representa o mundo sobre o qual a mulher repousa. Como andam seus sonhos no

ORÁCULO DA MULHER SELVAGEM 73

momento? Você tem dado atenção a eles ou apenas os cultiva na mente sem nenhum esforço real de realizá-los? Talvez tenha algo que você queira há muito tempo e que, apesar dos esforços, ainda não foi capaz de trazer ao mundo.

Também é possível que você esteja apegada ao seu sonho e não tenha coragem de entregá-lo ao mundo. É como aquela mãe que acha que o filho nunca é suficientemente grande para seguir com a própria vida. Geralmente, esse tipo de atitude é justificada pela necessidade de mais algum ajuste, melhorar algo. Uma autossabotagem disfarçada de perfeccionismo.

Ou talvez você seja aquele tipo de mulher descrito por Robert Johnson que só sabe ser mãe e "que psicologicamente morre quando esse papel lhe é tirado, por sua incapacidade de se tornar uma mulher independente, um ser individual".

Seja qual for o caso, a carta vem lhe dizer que a hora está perto. Perceba, a mulher está prestes a parir.

A Mulher Selvagem, em sua jornada que se inicia como donzela e chega à anciã, aprende a se conectar com os poderes visíveis e invisíveis que estão à sua disposição, seja no domínio terrestre ou celeste. A mandala que tem os signos do horóscopo ao redor da mulher representa o conhecimento que ela acumulou sobre o céu e como usa isso a seu favor. É símbolo da conexão existente entre o Céu e a Terra.

Antigamente, as mulheres sabiam acompanhar as fases da lua, conheciam as estações do ano, o melhor momento para semear e para colher. Sabiam os ciclos da terra e do corpo. Que a semente hibernaria sob o gelo invernal, mas que despontaria como vida na primavera. Nesse tempo, os conhecimentos femininos eram passados com carinho e devoção das que vieram antes para as que viessem depois.

Mas esses antigos saberes das ervas e dos ciclos foram desacreditados pela ciência dos homens, que não entendiam a linguagem da alma. Hoje esses conhecimentos são tratados como misticismo, superstição e baboseira. Com isso as mulheres perderam o contato com a antiga e sagrada medicina da natureza.

Os ciclos de vida-morte-vida precisam e devem ser conhecidos e reconhecidos pela mulher que busca pela natureza instintiva e selvagem sob o risco de se desconectar dos ciclos naturais que envolvem a psique e o mundo.

Você conhece qual a melhor fase da lua para semear seus sonhos? Conhece o tempo da colheita? Sabe desfrutar o tempo entre esses dois ciclos?

O dragão aos pés da mulher tem uma representação astrológica que indica a natureza espiritual e material de cada pessoa, de onde veio e onde pretende chegar. A Mulher Selvagem precisa estar ciente de suas zonas de conforto e os desafios que valem a pena ser enfrentados para alcançar seus objetivos. Ela não é mais uma garotinha que aceita qualquer desafio que lhe é apresentado. Ela sabe usar sua energia com consciência e a favor dos filhos que pretende trazer ao mundo. Sejam filhos paridos ou filhos sonhados.

A Mulher e o Mundo aparecem para lembrá-la da sua relação com seus projetos e sonhos. Talvez você esteja perto de realizá-los. Talvez um pouco mais de espera. Talvez não venha dando a eles a devida atenção. Como isso soa para você?

Reflita um pouco e saiba que tudo que precisava já foi feito, você está pronta para parir.

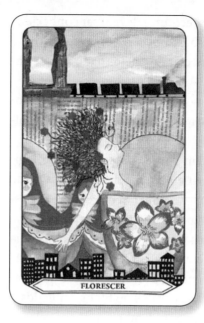

FLORESCER

"Nada tem influência psicológica mais forte no ambiente, e especialmente nos filhos, do que a vida não vivida de um dos pais."
Carl Jung

O Florescer é uma carta com muitos símbolos e é preciso analisá-los bem. No primeiro plano da imagem vemos uma cidade moderna. No segundo plano, encontramos uma fileira de Matrioscas, mas veja, de uma delas parece brotar uma mulher com os cabelos selvagens e floridos, entregues ao toque do Sol. Na terceira camada da imagem, mais ao fundo, uma ponte feita de páginas de livros carrega o registro de antigas civilizações representadas pelas estátuas de mulheres. Há, ainda, um trem cruzando a ponte. O que tudo isso significa?

Primeiro o trem, este meio de transporte que leva as pessoas de um lado para o outro por longas distâncias, representa uma jornada que leva você de onde está para onde deseja chegar. Fala sobre inícios e términos. Como dizia a bela música de Milton Nascimento "o trem que chega é o mesmo trem da partida". Todo fim traz também um começo. Essa é a mensagem mais importante do trem. Você está ciente de onde quer chegar ou tem caminhado às cegas?

As estátuas que estão à frente do trem são as famosas Cariátides, estátuas esculpidas em pedra que serviam de coluna para os antigos templos gregos e cujo simbolismo está relacionado aos Mistérios de Elêusis. Dizem que parte dos mistérios, revelados apenas aos iniciados, consistia em uma procissão onde as jovens em êxtase carregavam cestos em suas cabeças. O que elas levavam é algo que até hoje jamais foi revelado, pois faz parte dos mistérios que a deusa Deméter – a senhora das estações – entregou aos homens. As Cariátides na imagem falam sobre os mistérios e conhecimentos antigos que eram passados de mãe para filha e que se perderam nos rumos da história. Hoje é impossível desvendá-los por meio do intelecto, mas a força psíquica que continham permanecem disponíveis a todos os que buscam com devoção e coragem.

A ponte sobre a qual o trem e as estátuas se erguem é feita de papel. São as páginas da história da humanidade. O passado e futuro estão unidos pela continuidade que se estabelece entre as gerações. É sobre isso que fala essa carta. Apenas podemos seguir em frente quando voltamos as costas para o passado. Isso ocorre não por ser uma atitude de arrogância ou negação, pois ao negar o passado corremos o risco de repeti-lo. Mas, ao contrário, trata-se de uma atitude de respeitosa honra.

Cada antepassado de nossa ancestralidade fez o seu melhor possível dentro das condições que dispunha no momento da existência, muita vezes miserável, se considerarmos a história humana. Cada indivíduo deseja aos seus descendentes uma vida melhor do que a que ele teve.

Honramos nossos antepassados quando compreendemos essa importante lição. Não negamos o passado, nem ficamos presos às pegadas de nossos antecessores, mas a partir do reconhecimento de onde viemos e para onde queremos ir, podemos traçar nossos rumos.

À frente da ponte vemos as Matrioscas, bonecas russas que representam o ser que vem de outro ser, avó, mãe e filha.

ORÁCULO DA MULHER SELVAGEM 77

Tradicionalmente, essas bonecas eram feitas em madeira até que o tamanho não permitisse mais o entalhe. Elas simbolizam, devido à forma simples e arredondada que possuem, a história da maternidade. Também é importante lembrar que, na antiga Rússia, principalmente em famílias de origem camponesa, era comum que a mulher mais velha fosse a responsável em determinar o destino de seus descendentes. A mulher que está em destaque, e que sai de dentro da Matriosca, deveria ser a menor de todas, mas ela cresceu. Ela é da altura da sua mais antiga ancestral.

Pelo conhecimento sistêmico essa seria uma inversão à ordem do amor, mas aqui assume outra conotação. A mulher mais velha, a que veio primeiro, continua a ditar as regras e condutas a partir da visão de mundo que ainda conserva em si. Ela não se atualizou, continua sendo uma Matriosca. Cabe à geração mais nova honrar todo o conhecimento de suas antepassadas, mas precisa também fazer as suas escolhas, tomar o rumo de seu trem e, consequentemente, seguir seu destino. A partir desse momento, a mulher pode verdadeiramente florescer.

A cidade à frente da mulher representa a possibilidade de uma nova estrutura societária que talvez seja desconhecida por suas antepassadas.

A carta do Florescer vem falar sobre as suas escolhas. Você está ciente de onde quer chegar? É capaz de honrar o lugar de onde veio? Está fazendo suas escolhas ou ainda segue inconscientemente os velhos padrões familiares, negando aquilo que continuamente reproduz em sua vida? Talvez essa carta venha falar sobre o momento de florescer que se aproxima — se é que já não chegou – e do papel que você assumirá como protagonista de sua própria história.

A menina que eu fui e a mulher que serei
caminham lado a lado comigo
Quantas vidas para que isso seja possível?

Quantos amores até que seja para sempre?
Nunca vivi além de hoje
Depois de agora não viverei

Pois que passado e futuro são apenas suspiros que exalamos
enquanto a vida corre pela janela

Portas abrem e fecham, mas ainda assim, são apenas portas
Valerá se as lágrimas não embaçarem o sorriso
que estampa a fotografia

Coração aberto
sorriso no rosto
um punhado de sonhos na alma
Sempre haverá novas manhãs.

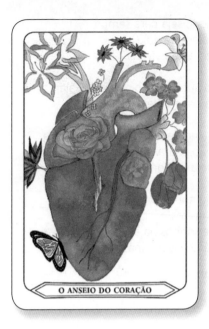

O ANSEIO DO CORAÇÃO

"Opte pelo que faz o seu coração vibrar. Opte pelo que gostaria de fazer, apesar de todas as consequências."

Osho

Um coração do qual saem flores das artérias. Uma borboleta pousa sobre ele. Ele está rasgado. E, de dentro do rasgo, brota a mais bela flor. O que diz essa carta?

A princípio, o cérebro é o centro de comando do corpo, é quem garante a manutenção da vida: o que comer e vestir, como caminhar, o rumo a seguir. Tudo o que for automático, cada pequena tarefa que realizamos, desde escovar os dentes pela manhã ou vestir o pijama antes de deitar, todas essas tarefas, são conduzidas com maestria pelo centro do sistema nervoso. Mas, e o coração? O que ele representa nisso tudo? Talvez para você o coração não passe de um músculo responsável por bombear sangue para todo seu corpo e nada além disso. Se assim você pensa, então, responda: por que o coração parece doer quando estamos tristes ou magoados? Por que o coração vibra quando amamos? O que há nesse misterioso órgão que o faz tão diferente dos demais.

Segundo as tradições orientais, o coração encontra-se ligado ao chacra cardíaco que, em sânscrito, recebe o nome de *Anahata* e significa "invicto" ou "inviolado". Segundo essa tradição, esse chacra constitui o local da morada do espírito.

Quando estamos desconectados desse centro, agimos a partir de um lugar de frieza e indiferença a partir do qual é difícil estabelecer qualquer intimidade. Brutalidade e violência também são características de pessoas que não estão em contato com o coração.

Também é possível que uma desarmonia desse poderoso centro energético se manifeste como uma personalidade muito sensível que não sabe lidar com frustrações e rejeições. Pessoas com comportamento agradador e bonzinho podem ser pensadas por essa perspectiva, mas, interpretando-as, não passam de pessoas manipuladoras. Essa é outra característica.

O coração é a fonte da vida. Alguns pensam que é o cérebro, mas na verdade é o coração. Você morre quando o cérebro para, mas não pode viver verdadeiramente sem estar ligado ao coração. Uma pessoa deprimida não tem força para viver. Ela não está conectada ao coração. Ela não está vivendo. Ela pode morrer, mas não está vivendo, pois apenas é possível viver a partir do coração. E o mundo está repleto de pessoas que não estão vivas. Milhares e milhares de pessoas que não estão vivas. A vida moderna afastou o ser humano de seu coração e ele não sabe como encontrar o caminho de volta, o caminho para casa.

O que faz seu coração vibrar?

O que você tem feito de sua vida ultimamente faz seu coração vibrar? Seu dia é como todos os outros dias de sua vida? Ou talvez você seja a pessoa boazinha que faz tudo por todos, mas que morre de raiva quando seus desejos não são atendidos? Ou você se arrasta deprimida pelos cantos esperando que alguém venha salvá-la do sofrimento?

A carta do Anseio do Coração vem questionar o que realmente te move pela vida ou se você apenas é arrastada por um caminho que a sociedade traçou pra você. Você está ouvindo o anseio de seu coração ou se tornou surda a ele? Ou talvez você seja uma pessoa que não entrega seu coração a ninguém por medo de se machucar? É mesquinho em relação ao seu coração e só ama quando tem a certeza de que é correspondido, é seguro, e que não vai perder o controle?

Do que adianta conservar seu coração intacto? De que vale um coração poupado de amar se é pelas rachaduras que a luz entra. Veja a carta. Olhe bem. Da maior ferida, brota a mais bela rosa. Do maior machucado é que pode sair o néctar.

A carta do Anseio do Coração vem lembrar que viver uma vida moderada não é viver. Uma vida no controle, onde tudo está em seu devido lugar, não é viver. Negar seus impulsos, seus amores, não é viver. Tudo que seu coração espera de você é um estado de conexão profundo e verdadeiro. Não importa o que esteja fazendo, contanto que faça com o coração. E isso é bom. Não importa o que esteja fazendo, se não puder colocar teu coração nisso, não ficará satisfeito. O que o anseio de seu coração lhe diz?

☙

O que você já fez?

Você já sentiu tanto frio a ponto de sequer
lembrar o calor de um abraço?
Já sentiu medo do vazio?
Já conseguiu tocar a solidão? Já passou a noite com ela?
Já chorou sem derramar sequer uma lágrima?
Já abraçou o travesseiro com a tola ilusão de se proteger do mundo?
Já sentiu seu corpo tremer, como se fosse outro ser,
completamente indiferente a sua vontade?
Já sentiu o desespero berrando dentro do seu estômago
e mastigando sua vida?
Já sentiu tanto sono que seria capaz de dormir por milhões de vidas?
Já se viu no espelho e desejou quebrar o vidro?
Já pensou existir, dentro de você, a força capaz de mudar o mundo?
Já teve vontade de fugir para qualquer momento que não o agora?
Já perdeu seu tempo formulando perguntas sem respostas?
Já chorou ao perder algo que nunca teve?
Já usou a fria máscara da indiferença?
Já odiou alguém simplesmente por ver nele seus próprios defeitos?
Já escondeu sua dor em vazias gargalhadas?

Já desistiu de seus sonhos por acreditar que não poderia realizá-los?
Já mentiu para si mesmo apenas por não ter coragem
de encarar a verdade?
Já sentiu sobre seus ombros o peso capaz de te afundar na terra?
Já sentiu dentro de si a energia de um exército
pronto para a batalha?
Já percebeu o quão é doce o primeiro beijo?
Já morreu ao adormecer para acordar outra pessoa?
Já pensou em trocar tudo que lhe é caro por um carinho verdadeiro?
Já desejou arrancar o coração de dentro do peito apenas
para não sentí-lo bater?
Já quis arrancar todas as páginas do livro de sua vida?
Você já foi feliz?

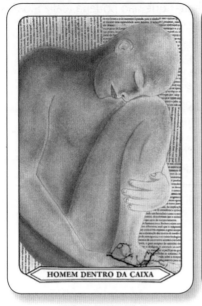 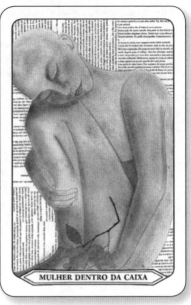

HOMEM DENTRO DA CAIXA

MULHER DENTRO DA CAIXA

"Homens e mulheres vêm equipados com uma estrutura psicológica que na totalidade inclui a riqueza de ambos os lados, de ambas as naturezas, de ambos os conjuntos de capacidades e forças. A psique espontaneamente se divide em opostos complementares e os representa com uma configuração masculino-feminina."
Robert A. Johnson

As duas cartas acima fazem parte de uma composição, embora possam ser analisadas separadamente. Nelas vemos um homem e uma mulher em posição fetal, ao que parece eles estão presos em caixas, embora isso não seja evidente. Ao redor de cada um deles, há um mundo de palavras representadas pelas páginas de livros. Eles trazem as mãos estendidas como se oferecessem algo. O homem entrega o que parece ser a raiz de uma planta e a mulher, flores.

Podemos ver que eles não se comunicam. Embora estejam um frente ao outro, cada qual está curvado sobre o próprio corpo, encerrados em seus próprios mundos. Não se veem, não se tocam, não se sentem. Apenas permanecem ali. E ainda assim estão com as mãos dispostas como se oferecessem ou pedissem algo. O que essas imagens nos dizem?

O homem traz em sua mão, rente ao solo, a raiz de uma planta que oferece para a mulher. A raiz representa o universo subterrâneo e as profundezas, e é importante notar que quanto maior a planta, mais profunda deverão ser as raízes. Uma planta com raízes fracas e superficiais não poderá se desenvolver muito e morrerá, não importa a qualidade do solo ou o quanto seja cercada de cuidados. Sua capacidade de erguer-se rumo aos céus depende da força de suas raízes e da profundidade da conexão com a terra. É isso que o masculino oferece, sustentação, a profundidade e a nutrição para a sobrevivência da planta.

A mulher, por sua vez, encontra-se na mesma postura que o homem e possui uma mão estendida que traz folhas e flores. No universo simbólico, a flor é uma expressão do feminino devido às características de beleza, fertilidade, perfeição e espiritualidade.

Embora cada um ofereça o que há de melhor, eles não se tocam, não trocam, cada um está fechado em seu próprio mundo. Pelo fato de que cada um está cercado por seu próprio conjunto de palavras (expressos nas páginas dos livros de sua história), é possível supor que também não sejam capazes de se entreouvir.

As duas cartas falam, portanto, de uma comunicação que não pode ser estabelecida, seja essa comunicação de natureza externa ou interna. O fato de estarem dentro de uma caixa sugere que se trata do feminino e do masculino interno, muito mais do que referência à outra pessoa, embora isso também seja possível.

Esse conjunto de cartas revela que tanto o masculino quanto o feminino estão disponíveis. Cada um oferece o que tem de melhor, porém eles não estão completamente disponíveis um ao outro, uma vez que cada um está preso dentro da própria caixa. Mas você precisa saber que as caixas podem ser abertas e que, possivelmente, a chave para isso está em suas mãos.

Se a Mulher Dentro da Caixa saiu para você é um convite para avaliar a qualidade da comunicação com o seu feminino interno e externo.

Como anda sua comunicação com outras mulheres? E como é a comunicação consigo mesma? Está em contato com o feminino e o que ele traz? A voz do feminino interno pode se manifestar de muitas formas: uma leve intuição, um sentimento, uma atração pela arte.

É possível que você esteja indisponível para as palavras que o seu feminino sussurra. Cada vez que nos colocamos disponíveis a partes de nós, fortalecemos os canais internos de comunicação.

Talvez a solução para seu questionamento esteja nos poderes femininos que habitam as profundezas de seu ser. Esses poderes ainda que adormecidos ou presos em uma caixa nos porões da alma, podem ser acessados contanto que haja vontade suficiente para ir em busca deles.

Você está disposta a abrir a caixa?

Se a carta do Homem Dentro da Caixa apareceu, o convite é analisar a qualidade da comunicação com o seu universo masculino interno e externo.

Você consegue se comunicar com os homens com clareza ou eles parecem falar uma língua que lhe é incompreensível? Ou talvez você não consiga se fazer compreender, não importa o que diga. Você está atenta aos direcionamentos internos que recebe? Ou apenas segue o fluxo da vida, sem saber exatamente quem comanda o barco? É possível que não possa ouvir as orientações que seu masculino lhe oferece.

A carta desafia a olhar com honestidade para os poderes do masculino que habitam as profundezas de seu ser.

Você honra o masculino ou está presa a ressentimentos e dores em relação aos homens? Para você o que significa ser homem? E como essa visão molda sua vida?

É comum que as mulheres na busca pela alma selvagem atuem em uma polarização excessivamente feminina e acabem por negar o masculino. E isso é tão prejudicial quanto qualquer outro extremo com o qual possamos nos deparar ao longo da vida.

Mas veja, nada está perdido, o masculino está disponível, seja ele interno ou externo. Ele estende a mão e oferece raiz e força.

Você está disposta a aceitar essa oferta?

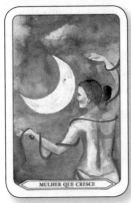
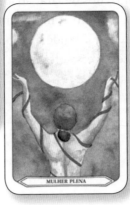
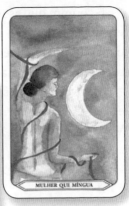

MULHER PLENA

MULHER QUE CRESCE

MULHER QUE MINGUA

"Ó pregnante, orvalhada lua a navegar pelos céus,
Que brilha para todos, que flui através de todos.
Luz do mundo.
Donzela, mãe, anciã (...)
Olhe com nossos olhos, ouça com nossos ouvidos,
Toque com nossas mãos, respire com nossas narinas,
Beije com nossos lábios, abra nossos corações,
Penetre em nós!
Toque-nos, transforme-nos, faça-nos um todo"
Invocação à Lua Orvalhada, Starhawk

As cartas acima fazem parte de uma composição que pode ser analisada separadamente, porém, oferecem maior riqueza de detalhes quando estudadas em conjunto. Dessa maneira, identificamos a amplitude do universo a qual pertencem.

Em muitas religiões pagãs, é comum que a figura da Deusa seja associada à lua em suas três fases visíveis[10]: crescente, cheia e min-

---

10 É importante destacar que o arquétipo da Deusa em seu aspecto tríplice faz referência às fases visíveis da lua. Mirella Faur, em seu livro *Círculos sagrados para mulheres contemporâneas*, apresenta até cinco maneiras de percepção do ciclo lunar que vão desde uma visão dualista até uma divisão em oito ou nove fases lunares.

guante. Essa percepção tríplice da deusa fala sobre faces e fases com as quais a mulher vai se identificar ao longo da vida e que, embora possam seguir uma ordem cronológica, podem se manifestar a qualquer tempo. Nesse sentido, os arquétipos relacionados à lua podem ou não ser vivenciados de maneira linear.

As três mulheres trazem a lua para perto de si. Elas representam o ciclo da vida ao qual toda mulher está inserida, por natureza, vinculada de forma indissociável, pois o corpo feminino traz esse conhecimento de vida-morte-vida que o sangue expressa.

O próprio ciclo feminino da menstruação tem, em média, mesmo número de dias do ciclo lunar. Não à toa que, nas comunidades primitivas, a gestação não era contada por semanas, mas por lunações. Inclui-se também, nesse universo simbólico, o fenômeno da menopausa cuja origem da palavra é referência ao grego emmenopausis que significa "fim do ciclo dos meses".

Segundo Clarissa Estés, antigamente "as mulheres se envolviam profundamente com os ritmos da vida e da morte. Elas aspiravam o cheiro acre do ferro no sangue fresco do parto. Elas também lavavam os corpos frios dos mortos". Saber lidar com esses ciclos é fundamental na busca pela Mulher Selvagem. As três mulheres que compõem as imagens apresentadas não se unem apenas pela relação com a lua, mas pelo sangue, uma vez que uma fita vermelha ata-lhes os corpos.

Essas três cartas falam sobre os ciclos, os começos e os términos, a manutenção e a sustentação da vida. Se qualquer uma delas aparecer para você, medite sobre a fase do ciclo que ela representa e como isso se apresenta em sua vida no momento.

MULHER QUE CRESCE

Nesta carta somos apresentados ao arquétipo da Donzela, que representa a pureza, a inocência, o início, os começos. Essa inocência será roubada. Parte do rito de passagem da donzela consiste na perda da inocência. Perder a inocência pode parecer algo terrível, algo que deve ser evitado pelos protetores da donzela, mas impedir a perda da inocência é impedir seu desenvolvimento pleno. Nascemos inocentes. Todas as crianças nascem inocentes. Até as pessoas mais terríveis do mundo nasceram inocentes. Todos, um dia, foram crianças inocentes. É impossível nascer em um estado diferente da inocência. Em muitos contos infantis ou lendas a perda desse estado de inocência é representada por um rapto. É o caso do mito de *Core* que, após ser sequestrada por Hades, precisa aprender a viver parte do ano no submundo e a outra parte na iluminada superfície dos domínios de sua mãe, Deméter. Após o rapto, Core, cujo nome significa *jovem*, torna-se a poderosa Perséfone, senhora do Mundo Subterrâneo. No âmago da lenda está representada a perda da inocência pela qual toda mulher terá que passar. Casar-se com Hades, o Senhor da Morte, representa a morte da própria donzela. Essa, logicamente, não é uma morte no sentido literal, mas que ainda assim deve ser compreendida como a renúncia à inocência em prol de poderes maiores e profundos que estavam ocultos no inconsciente. Graças a esse sacrifício, que representa também uma iniciação, Perséfone pode agora viver em dois mundos.

O primeiro estágio de inocência é puro, é genuíno, mas não pode ser arrastado por toda a vida. Se isso ocorrer, o ser não se desenvolve, não amadurece, fica condenado a um estado infantil. Puro, mas irreal.

Já o segundo momento de inocência surge, em geral, na velhice, na sabedoria, no amadurecimento do ser. Esse é o estado de inocência que foi conquistado, foi reconstruído após a perda do primeiro estágio. Essa é a inocência dos sábios. É a essa inocência que Jesus se referiu quando convidou a sermos novamente iguais às crianças. Ele não quer que sejamos imaturos emocionalmente, mas espera que possamos alcançar o segundo estágio de inocência. Essa não pode mais ser perdida.

É interessante notar, entretanto, que algumas mulheres jamais saem completamente da fase da donzela. É fácil identificá-las, são eternas meninas, não importa a idade que apresentem, ainda são meninas e agem como tal.

Às vezes elas agem assim, como se donzelas fossem, para se protegerem. Ao ficar presa no arquétipo da donzela, a mulher pode se isentar de dores e responsabilidades que apenas são atribuídas a uma mulher madura. Nesse caso, permanecer como donzela é uma proteção, uma fuga da responsabilidade. Ou talvez seja uma forma de sedução, pois a pureza da donzela é muito sedutora e a mulher que sabe lançar mão disso pode se tornar manipuladora em seus relacionamentos, principalmente com os homens mais velhos, que oferecem uma imagem protetora e paterna. Perto deles elas se tornam frágeis e indefesas. Não é encantador? Quem não gostaria de protegê-las?

Se a carta da Mulher que Cresce apareceu, ela convida a refletir sobre a forma como você lida com a sua inocência. Se você se tornou uma pessoa excessivamente amarga e fria, pode ser um convite a trazer a leveza da donzela para os seus dias. Ou talvez você esteja presa a esse arquétipo. Se, de fato, você encontra-se assim, é adequado perguntar a si mesma o que ganha permanecendo nesse estado. Qual o seu ganho? Para qual responsabilidade não quer olhar?

Aqui o desafio é a tomada de decisão pelo caminho a ser seguido. A jovem que inicia a jornada geralmente não possui discernimento necessário que permita fazer melhores escolhas. No entanto, são justamente as más escolhas que propiciam o acúmulo de experiência suficiente para que boas escolhas sejam feitas.

A donzela também fala do início de novos projetos, de relacionamentos e dos sonhos. Tudo aquilo que ainda é uma semente, uma potência, uma promessa. Esse pode ser um convite a semear. Ainda não é o momento de colheita, mas um momento de intenções. Suas intenções estão claras?

Mulher Plena

Traz o arquétipo da Lua Cheia, a mãe, a doadora da vida, a senhora dona de seu corpo e do seu prazer. A plenitude empresta significado ao plenilúnio, ou seja, quando a lua está plena de si mesma, em sua circunferência completa, nada lhe falta.

A Lua Cheia carrega os poderes da mulher que nutre, protege e ama de maneira incondicional. Ela é a portadora da fertilidade, podendo ser representada grávida ou com muitos seios, pois é a deusa da abundância, da exuberância, da prosperidade.

É interessante perceber que são muitos os filhos psíquicos e humanos que uma mulher pode gerar ao longo da vida. A dedicação à arte, à poesia, à escrita, ao artesanato, são exemplos desses filhos psíquicos que cada mulher pode gerar. Esse deve ser um trabalho sobre o qual a mulher se dedique e que seja realmente apaixonada, que estabeleça um propósito de vida. Tudo que pode ser gerado por uma mulher ao longo da vida é também seu filho.

A mulher nessa fase vivencia a fertilidade de todas as suas formas. Ela é capaz de conceber, de gestar e de parir seus rebentos e alimentá-los a partir do próprio corpo. Sua sexualidade é igualmente exuberante, pois a mulher está plena de sua força vital.

A energia sexual é a síntese da energia vital. Nascemos da energia sexual. Segundo uma concepção holística, a energia sexual tem sua sede na base da coluna e é chamada de *Kundalini*, que representa o poder do desejo puro, a energia da alma e consciência. Fazendo um paralelo com a psicanálise, é o que Freud chamou de libido, ou seja, uma suposta energia psíquica que impulsiona a vida.

Se a carta da Mulher Plena surgiu para você, ela questiona a forma como você lida com o poder, com a força e com a tua potência. Talvez você esteja passando por uma situação desafiante e, nesse caso, é convidada a acessar poderes interiores que talvez não conhecia. Considere essa uma oportunidade de crescimento e fortalecimento. A Mulher Plena também desafia a olhar para a sua satisfação sexual no momento. Ela desafia, mas também é generosa em seus ensinamentos e amor. Ela te convida a entrar em contato com a tua feminilidade, com a sensualidade generosa da lua cheia.

MULHER QUE MINGUA

Somos agora apresentados à essência da Anciã, ela é a última a compor a face tríplice da Grande-Mãe, pois apenas pode surgir na psique feminina que passou pelos estágios anteriores. Ela representa a sabedoria, o conhecimento e a renovação.

A Lua Minguante traz o conhecimento oculto e a magia e, por isso, é a representação das bruxas, das mulheres sábias, das parteiras e das curandeiras. Ela pode ser tanto a senhora bondosa e gentil dos contos de fadas, quanto a velha assustadora e terrível. Ela está acima do bem e do mal, é mais poderosa e sábia que a mãe, em virtude do conhecimento que acumulou ao longo da existência. Ela já viu tudo, já sobreviveu a tudo, já passou por tudo e, por isso, para ela não há mais segredos, ela é Aquela que Sabe e traz o arquétipo da interiorização, que permite que a mulher permaneça firme em si, ainda que esteja em meio à desordem, ao caos, ainda que esteja no olho do furacão.

Na fase da Anciã, que pode ou não coincidir com a chegada da menopausa, a mulher já não está com a energia voltada para o mundo externo. Ao contrário, ela não despende sua energia facilmente, é seletiva, aprendeu a separar o joio do trigo. Por isso, ela não verte mais sangue à terra. Ela é a rainha dos ciclos, a parteira, mas também é aquela que encaminha os mortos ao seu destino final.

A carta da Anciã vem falar sobre um período de recolhimento, não por fraqueza ou necessidade de se esconder do mundo, mas como forma de amadurecimento e comprometimento com o próprio ser. Talvez você seja uma pessoa expansiva que está sempre voltada para o exterior, o outro, e que está do lado de fora. Nesse caso, a Anciã a convida a olhar para dentro. Pode ser também um convite a entrar em contato com os profundos poderes femininos, um convite a reconhecer e honrar os finais dos ciclos. Você aceita os finais ou é do tipo que espera viver eternamente no plenilúnio?

Quais laços você se recusa a romper? Quais papéis continua encenando, mesmo que a história tenha acabado?

Esse é um convite também para pensar sobre a temporalidade da vida humana, que é muito curta, embora a morte pareça ser negada até o último instante, principalmente na cultura ocidental.

A Lua Minguante representa a morte que precede todos os começos, os cortes, o fim de ciclos. É um período ideal para a introspecção e análise das fases que precederam esse recolhimento.

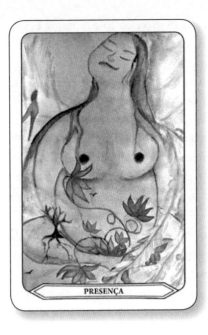

PRESENÇA

"A vida não é uma pergunta a ser respondida. É um mistério a ser vivido."
Osho

Uma mulher sentada em posição de lótus. Ela tem o corpo redondo como a terra e está nua. De seu ventre brotam inúmeras flores. Uma pequena raiz cresce em sua perna e pequenos pássaros a circundam. E, de sua costas, temos uma fênix. A mulher parece serena e em paz, ela traz a expressão da plenitude no rosto. Qual mensagem ela traz?

Pela expressão na face da mulher, é possível perceber o contentamento que ela experimenta no momento. Os olhos estão fechados e ela sorri. Ainda assim, é possível supor que o caminho que a trouxe até onde ela está não foi tão fácil chegar e isso está representado no pássaro de fogo que a envolve, uma fênix.

Na mitologia grega, a fênix era um animal fantástico que, quando pressentia a própria morte, fazia para si um ninho e, nesse ninho, entrava em autocombustão para renascer de suas cinzas. Outra característica desse pássaro era sua força capaz de carregar pesos extremos durante o voo.

A fênix envolvendo a mulher sugere que, talvez, ela tenha carregado muito peso em alguns momentos de sua vida e, em outros momentos, é possível que ela tenha morrido e renascido muitas vezes. Esse significado é reforçado pelas flores de lótus que nascem de dentro de seu ventre. Um dos muitos significados do lótus é o renascimento. Esta flor, todas as noites, fecha suas pétalas, que tornarão a se abrir quando o sol nascer na manhã seguinte.

Da perna da mulher brota uma árvore que reflete as etapas da vida pela qual ela passou: desde a semente que procura o melhor lugar onde brotar, a necessidade de criar raízes a aprofundá-las na terra para que possa um dia subir aos céus; os ramos, as flores, os frutos. Cada etapa da vida de uma árvore pode ser relacionada com a vida humana.

A carta da Presença convida a um estado de presença e tranquilidade. Não importa se o caminho até aqui tenha sido desafiante: agora é possível fechar os olhos e respirar fundo. Se você já morreu algumas vezes em uma mesma vida, agora é possível fechar os olhos e respirar fundo. Não importa o que tenha acontecido, isso já passou.

A mulher não está presa às bandeiras que conquistou no passado. Ela não está segurando calendários e nem está pensando nos próximos sonhos e metas. Ela está aqui, agora, vivendo o momento presente. E, na maioria das vezes, isso basta. Ela expressa um estado de presença que se traduz também em gratidão e plenitude.

Essa carta vem falar sobre a necessidade de cultivar o estado de ser. Não importa o momento atual da sua vida, faça da respiração sua âncora para o agora e saiba que esse é o único momento verdadeiramente real. Tudo mais já passou, tudo mais ainda não é.

Sou feita de carne, seios, suor e sangue
na solitude me realinho
despojada de tudo
volto a mim

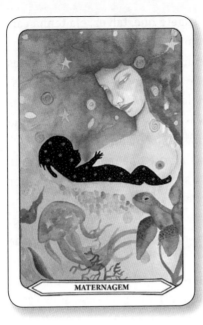

MATERNAGEM

"Toda mulher tem o potencial de gerar sonhos, mesmo se não puder gestar filhos."

Mirella Faur

Uma mulher que é feita da própria matéria do oceano e segura um bebê concebido do céu estrelado. Parece haver entre eles uma conexão profunda e amorosa – seriam mãe e filho? Ao redor deles, a vida marinha segue seu fluxo.

A carta acima poderia ser chamada de maternidade, pois a imagem remete-nos à forma carinhosa como uma mulher embala seu filho e, no entanto, foi denominada Maternagem. A escolha pelas palavras nunca é aleatória. Qual a diferença entre as duas palavras? A maternidade é um processo pelo qual a mulher torna-se mãe e envolve etapas biológicas naturais como gerar, gestar e parir. Entre as doulas[11] a frase "toda mulher sabe parir e todo bebê sabe nascer" é comum ser enunciada. Essa é uma função instintiva, natural, que é inerente a todo ser feminino. A mãe nasce junto com o bebê. A maternagem é entendida como um

---

[11] Doula é um termo usado para designar uma assistente que acompanha a gestante desde os primeiros meses de gestação até os primeiros meses de vida da criança, cujo foco está no bem-estar físico e emocional da gestante.

processo mais complexo que envolve doação, amor, proteção e cuidado. Portanto, concluímos, se a maternidade é instinto, a maternagem é aprendizado.

Talvez você conheça bem a diferença entre a maternidade e a maternagem. Talvez sua mãe seja um exemplo de como é possível ser mãe – no sentido biológico – sem, no entanto, ser materna. Ou é possível que tenha tido uma mãe maravilhosa demais – aquilo que na psicologia pode ser denominado como a "mãe boa demais"[12] – e que justamente por isso ainda não conseguiu assumir plenamente seu papel de mulher-mãe.

A carta da Maternagem fala sobre a necessidade de aprender sobre essa importante etapa na jornada rumo ao encontro com a Mulher Selvagem. Qual a história que você conta sobre a maternidade, seja ela vivenciada na condição de filha ou de mãe?

Se a sua mãe não cumpriu o papel que talvez você esperasse dela, talvez seja a hora de você mesma assumir esse papel e ser a sua própria mãe. Talvez você não tenha sido cuidada e protegida como deveria. Caberá a você fornecer todo amor e carinho e cuidado que a sua criança merece. Talvez essa carta esteja falando sobre seus projetos e sonhos. Você é uma boa mãe para eles ou tem sido negligente? Há muitas formas de ser mãe e muitas possibilidades de ter filhos.

Essa carta questiona sua relação com a maternidade, mas não com aquilo que não pode ser mudado. Não se trata da mãe que você teve, mas da mãe que você é, seja para si, para seus filhos nascidos ou para os filhos sonhados. Também vale para os filhos que não puderam nascer. Talvez você não tenha podido ser a mãe de alguma criança, mas não significa que não possa exercer a maternagem com cuidado, amor e carinho.

---

[12] A mãe-boa-demais é aquela que, devido a seus excessos de zelo e cuidado, impede que os filhos entrem em contato com os desafios e perigos que possibilitam o amadurecimento e desenvolvimento psíquico. Assim, a mãe-boa-demais deve morrer para que os filhos possam crescer plenamente.

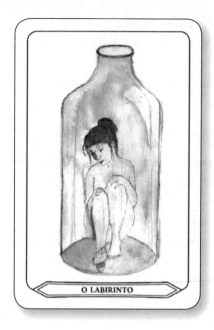

O LABIRINTO

"Por que você permanece na prisão quando a porta está completamente aberta?"
Rumi

Uma mulher presa em uma garrafa. Como ela foi parar lá? Por que ela está tão resignada? Por que não quebra o vidro? É possível sair?

A carta do Labirinto traz uma imagem aparentemente simples, mas por trás dela existe um antigo *koan*[13] que traz a seguinte história: Um filhote de ganso foi posto dentro de uma garrafa e alimentado até a fase adulta, de forma que o ganso se tornou grande demais e já não pode sair da mesma forma que entrou. O enigma consiste em descobrir uma forma de tirar o ganso sem quebrar a garrafa e sem matar o animal. O que fazer?

O desenho acima faz alusão a essa história. A mulher foi colocada dentro da garrafa, provavelmente, quando era criança e agora está grande demais para sair pela abertura. Ela se desenvolveu e

---

[13] Segundo o *Dicionário Houaiss de Língua Portuguesa* um *koan* consiste em uma sentença ou pergunta de caráter enigmático e paradoxal, usado em práticas monacais de meditação com o objetivo de dissolver o raciocínio lógico e conceitual, conduzindo o praticante a uma súbita Iluminação. Muito utilizado no zen-budismo, é um problema cuja solução não poderá ser atingida apenas pelo pensamento intelectual..

agora não sabe como sair. Talvez ela sequer pense nessa possibilidade, por isso a expressão resignada e triste. O mundo que ela conhece é aquele que ela pode ver, desde sempre. Como buscar algo que nunca foi visto? Será que ela sabe que existe um mundo para além daquele que a aprisiona? Será que ela sabe que existe um mundo externo à garrafa? Se ela tentar quebrar o vidro é possível que os ferimentos adquiridos nessa tentativa venham a ser fatais. O que fazer?

A primeira coisa para resolver o enigma é compreender o simbolismo de cada elemento, pois a questão não está na garrafa e em quem ou o que está dentro dela, mas seus significados. Na simbologia da carta/koan, a garrafa de vidro representa a mente onde a mulher-ganso (que no sentido mais profundo representa a consciência) encontra-se aprisionada.

A mente pode ser o grande ilusionista que nos aprisiona em suas tramas e enredos, pois precisa e depende disso. A mente não existe sem problemas, pois a ausência de problemas significa o fim do ego, e ele não pode permitir que isso aconteça. A mente cria problemas, ela quer nos manter distraídos ou corre o risco de deixar de existir.

Existe um antigo ensinamento de tradições espiritualistas que apresenta a meditação como um estado no qual nos tornamos observadores da mente. Se uma pessoa descobre que pode observar a própria mente, então pode concluir que não é a mente. E essa é uma grande liberdade.

A mente é a criadora de problemas, por isso ela aprisionou o ganso e impôs condições que tornam impossível tirá-lo de lá: primeiro não poder quebrar a garrafa, segundo não poder matar o ganso. E, enquanto ficamos tentando resolver essa questão – impossível – nos distraímos pelo fato de que o ganso, na verdade, nunca esteve dentro da garrafa. Ele sempre esteve fora, nunca esteve dentro, assim como a consciência não pode ser aprisionada pela mente. Isso não existe, é ilusão e, portanto, assim como a garrafa, não é real. Mas a preocupação continua: como tirar o ganso da garrafa? Continuamos ocupando nossa mente com o que não é real e, enquanto isso, o essencial escorre pelos dedos feito areia da praia.

A própria palavra preocupação merece ser analisada. Preocupar, pré-ocupar, ocupar-se antecipadamente. Como é possível me ocupar antecipadamente com algo que ainda não é realidade e que talvez jamais seja? Mas a mente nos diz que se estivermos pré-ocupados, no momento em que o problema surgir (se é que isso vai acontecer) estaremos mais preparados. A mente faz parecer que é nossa amiga, está ajudando, mas com essa ocupação prévia nos afastamos do momento presente e daquilo que é essencial e, quando isso acontece, a mente fica satisfeita, ela nos distraiu, estamos preocupados. Por isso essa carta fala também da procrastinação, no sentido de que o importante é adiado em troca do supérfluo.

O Labirinto surge para questionar se você está dando excessiva atenção ao que diz a mente. Talvez você seja aquela pessoa sempre ocupada, preocupada, que nunca está no momento presente. Talvez esteja aprisionada ao seu diálogo interno, agindo e reagindo a partir dos condicionamentos internos, sem ao menos se dar conta de que nada do que a mente diz é real. Tome essa premissa por um momento e veja como soa para você: "nada do que a minha mente diz é real".

Se você aceitar esse pequeno desafio, talvez comece a ver o mundo de uma outra forma.

Segundo algumas tradições orientais, cada pessoa no mundo vive a partir do filme projetado em sua própria mente. É impossível saber o que se passa na mente das pessoas. Inclui-se aqui a mente da pessoa que você mais ama. Veja os pais que se dizem surpreendidos quando descobrem que os filhos eram bandidos ou pessoas maldosas. "Mas ele era tão bom", eles dizem. Os pais não conhecem os seus filhos, não conhecem a mente dos filhos que viram nascer e criaram, não sabem o que se passa dentro deles.

Olhe para a mulher dentro da garrafa. Talvez você mesma tenha se colocado lá. Você se coloca em situações as quais não consegue sair e depois clama por ajuda? Saiba que não há ninguém para ajudá-la, ninguém vai ouvir seu pedido de socorro, pois de nada serve alguém tirá-la da garrafa se você continua se colocando lá dentro, dia após dia, cotidianamente.

Nesse paradoxo temos um consolo, um único consolo: a mulher nunca esteve na garrafa. Não há por onde sair, pois na verdade ela nunca esteve lá. Ela pode se colocar na garrafa, mas não está na garrafa e esse é o grande mistério. Essa é a grande libertação.

☙

Ampulheta

Nada mais difícil que tentar segurar nas mãos
um punhado de areia
Quanto mais forte seguro
mais rápido esvai

E se abro a mão para acomodar em minha palma
o vento leva

Para no fim, deixar ir
com a única certeza de que não nasci com o dom da ampulheta

☙

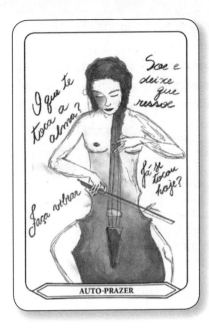

AUTO-PRAZER

"Alguém que descobre o segredo do corpo descobre o segredo do universo."

Margo Anand

Uma mulher tocando violoncelo. Mas repare bem! Ela está tocando a si mesma. Você já se tocou hoje?

A história das mulheres com o prazer nem sempre foi prazerosa, muito pelo contrário, pois em algumas comunidades primitivas, antigas e contemporâneas, temos a violação dos corpos femininos, temos a negação do prazer, seja na mutilação das genitálias femininas, do estupro ou mesmo através da cultura de casamentos forçados.

Parece um filme de terror, mas a verdade é que ainda hoje persiste a prática de mutilação da genitália feminina corte de parte do clitóris e dos pequenos e grandes lábios da vagina – uma tradição com mais de cinco mil anos de história em países da África e do Oriente Médio. Em alguns locais, o corte é feito à navalha, sem anestesia.

Talvez essa realidade pareça muito distante de nós, mulheres ocidentais, mas é triste reconhecer que no Brasil, por exemplo, estudos indicam que 167 mulheres sejam violentadas por dia[14]. E mesmo em países mais ricos a realidade não é tão diferente. A Suécia, por exemplo, é considerada a capital ocidental dos estupros, ocupando o segundo lugar na lista global, perdendo apenas para Lesoto, no sul da África[15].

Não é de estranhar, portanto, que muitas mulheres, ainda hoje, sintam dor, vergonha ou simplesmente não tenham prazer no ato sexual. Mesmo quem não tenha passado por situações de violência pode trazer, em sua memória celular, experiências de dor e culpa vivenciadas por mulheres que ocupam lugar em sua ancestralidade.

As religiões, ao verem no sexo algo pecaminoso e sujo, contribuem enormemente para que a sexualidade seja motivo de sofrimento para tantas pessoas. A Bíblia em 1Cor 7:4 diz que "a mulher não tem poder sobre o seu próprio corpo, e sim o marido; e também, semelhantemente, o marido não tem poder sobre o seu próprio corpo, e sim a mulher". Dizem que, na Idade Média, a única posição sexual permitida era aquela em que o homem ficava por cima da mulher, a fim de garantir o que o Apóstolo Paulo chamava de submissão da mulher ao marido.

Como é possível que uma pessoa viva sem ter direito ao próprio prazer? O corpo seria, portanto, um bem alienável e o prazer passível de ser outorgado. Essa talvez seja a máxima alienação, a negação do direito ao próprio corpo.

A carta do Autoprazer aparece para que você reflita como é a sua relação com o (auto)prazer. Qual a história que você conta sobre o autotoque? Talvez você tenha sido repreendida quando ainda era muito pequena ou quem sabe apenas seja capaz de sentir prazer quando está sozinha. Qual a sua história com o sexo? Você se doa mais do que recebe? Ou você tenta agradar o outro fingindo que foi bom?

14 Anuário Brasileiro de Segurança Pública, 2017.

15 Segundo dados disponibilizados pela Gatestone Institute
https://pt.gatestoneinstitute.org/5336/suecia-estupros

É comum que as crianças, curiosas sobre o próprio corpo, busquem conhecer a si mesmas por meio do toque. Isso é natural e seguro. No entanto, se forem repreendidas, o que muitas vezes acontece de forma severa e violenta, é possível que se convertam em adultos cuja sexualidade não esteja plenamente desenvolvida.

A mulher que busca conhecer a sua face selvagem terá que lidar com as dores que traz gravadas em seu próprio sexo. Talvez traga memórias ancestrais de abuso sexual, feridas ainda não curadas ou uma negligência de si em favor do outro. Ou talvez você tenha essa questão bem elaborada dentro de si. Nesse caso a carta será apenas uma confirmação de um estado de autoprazer. Se for esse o caso, regozije-se, saiba que você faz parte de um pequeno grupo de mulheres que pode se dar ao prazer de conhecer o próprio corpo.

A carta é, portanto, uma provocação, um convite para olhar com sinceridade para essa parte tão íntima de si, suas vergonhas, seus desejos e a forma como você lida com o amor. Por isso, tome um tempo para si. Se isso for algo muito desafiante, comece aos poucos. O autoprazer não diz apenas respeito ao toque íntimo, mas a pequenos e generosos cuidados que você é capaz de dedicar a si mesma.

֍

Nossa Senhora de Todos os Orgasmos

Bendita sois vós entre nós
mulheres de carne, ossos, desejos e pelos
Abençoado seja vosso sexo
e também o nosso
Vós que nascestes mulher e por isso conheces bem
as dores e as alegrias que carregamos
Tira o manto de virgem com que vos cobriram
e caminha livre assim na terra como no céu
Não permita que meu orgasmo seja difamado, fingido ou forçado
Conceda-me a graça de ser dona de meu orgasmo
Sem jamais colocar o prazer alheio acima do meu próprio
E que eu receba em dobro todo prazer que por mim jorra

Amém

֍

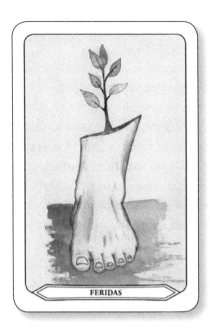

FERIDAS

"Para que pés se tenho asas para voar?"
Frida Khalo

Um pé, um único pé. Nada mais do ser ao qual essa pequena parte pertence, tudo mais foi destruído, aniquilado. Apenas restou essa pequena parte onde antes outrora existia um corpo. Ainda assim, da improvável parte do ser, a vida persiste e encontra uma forma de prosseguir, de renascer.

A carta Feridas fala de um processo de aniquilação do ser. A pessoa que existia ali já não existe mais. Morreu. Matou-se. É impossível dizer apenas pela observação da imagem. Talvez você saiba dizer: o que aconteceu?

Aquilo que havia não resta quase nada. O que sobrou é insignificante, muito insignificante, diante da totalidade do ser.

Há ocasiões na vida em que é necessário abandonar completamente a pessoa que você já foi. Não é possível continuar sendo a mesma pessoa. Seja por um trauma muito grande, um choque, ou uma simples percepção de que a vida experimentada não serve mais. Ou talvez uma dor tão imensa e insuportável que, para superá-la, você precisou se converter em outra pessoa, pois a pessoa que a vivenciou não sobreviveu, não poderia sobreviver.

Talvez você saiba do que estou falando. Talvez já tenha passado por isso. Talvez seja essa situação que você vivencia agora.

Bertold Brecht escreveu certa vez que "há muitas maneiras de matar". E ele estava falando da morte física. Mas esqueceu, o autor, que existem muitas outras mortes: a morte social, a morte psíquica, a morte do ser... Deixe um bebê chorando no berço e não lhe dê atenção; tire de uma criança o direito de brincar; diga a um adolescente que ele não é bom o bastante; desrespeite a cultura de uma pessoa ou povo; a humilhação; a invasão do corpo.

Tudo isso provoca pequenas ou grandes mortes a depender da força do golpe, de tal maneira que muitas pessoas nem sabem dizer com exatidão qual foi o golpe final, quando foi que sucumbiu sob o peso da espada.

A carta Feridas vem falar sobre grandes e profundas transformações, dores, fim, aniquilação. A imagem e mensagem são muito simples: o que existia antes morreu. Talvez você precise de um período de luto em honra de teu próprio ser que morreu ou talvez queira celebrar a nova vida que se insinua entre seus destroços. Qualquer que seja o tamanho da ferida em teu peito, não importa o que tenha acontecido nem o quanto de si foi perdido, olhe novamente para a imagem e saiba que a vida persiste e insiste e o que quer que tenha morrido voltará a nascer. E ainda mais forte.

Pés feridos

Meus pés
feridos pelos velhos sapatos que insisto em usar
Por isso vou a nenhum lugar
meus pés não permitem
Tudo me dói
fugir ou ficar

Talvez eu arranque os sapatos
e caminhe descalça por estradas novas
Ou quem sabe arranque os pés, as roupas e a pele
e siga despida de tudo aquilo que já não sou

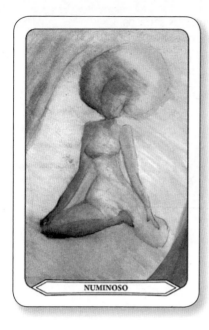

NUMINOSO

"Oh alma,
você se preocupa demais.
Você já viu sua própria força.
Você já viu sua própria beleza.
Você já viu as suas
asas douradas.
Por que se preocupar"
Rumi

Uma mulher banhada de luz. Seu corpo é mais suposto do que visto. A luz vem de fora e a invade por completo, como se ela desaparecesse na luminosidade, tornando-se luz.

Mas o que, afinal, seria esse Numinoso?

Segundo Rudolf Otto, que dedicou-se ao estudo sobre o sagrado, no cerne de toda e qualquer matriz religiosa reside algo que escapa a qualquer tentativa de elaboração racional, e esta, por sua vez, é tomada por algo incontrolável. Isso, que não pode ser dito e nem pronunciado, mas tão somente percebido através de seus efeitos. Esse é o Numinoso. Ele é algo que não pode ser ensinado, mas apenas estimulado, uma vez que trata--se mais de uma experiência do que de conhecimento.

Em *Mulheres que correm com lobos*, Clarissa Estés apresenta--nos o aspecto numinoso do ser e a sua profunda e intrínseca relação com a Mulher Selvagem, que se expressa por intermédio Daquela que Sabe, que é a parte de dentro de nós que tem todas as respostas, ainda que, muitas vezes, sequer tenhamos ciência da pergunta. Essa mulher sábia, que vive na floresta escura do coração de cada mulher, precisa ser procurada, buscada, reverenciada, para que o contato com o inefável se estabeleça.

Na vida selvagem feminina o estado Numinoso se manifesta como um suave sussurro que assume a voz da inspiração e da intuição. A intuição é pedra fundamental da Mulher Selvagem. Uma mulher que tenha sido excessivamente cerceada ao longo da vida, adaptada ao que é socialmente aceito, pode estar desconectada dessa poderosa força que reside em sua psique e isso pode torná-la vítima das circunstâncias boas ou más, por exemplo, sejam elas internas ou externas.

A carta do Numinoso traz a força interna da mulher que vem representada pela confiança na intuição, na sensibilidade e em um profundo reconhecimento ao que é sagrado. Ela ensina sobre a importância de cultivar os espaços de sacralidade dentro de si e sobre preservar, com unhas e dentes, aquele espaço da alma em que Aquela que Sabe reside.

Não há caminhos fáceis quando decidimos voltar para casa, mas ouça a intuição, mantenha acesa a chama da vela que ilumina os cantos da alma e esteja aberta para o universo simbólico, pois as respostas sempre aparecem de uma forma ou de outra. Você está pronta para ouvir?

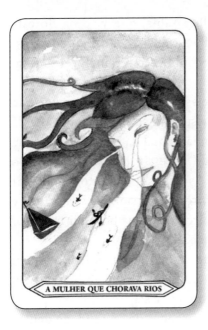

A MULHER QUE CHORAVA RIOS

"Um dia desses, eu separo um tempinho e ponho em dia todos os choros que não tenho tido tempo de chorar."

Carlos Drummond de Andrade

A imagem de uma mulher chorando. De seus olhos parecem brotar rios, e desses rios há barcos, peixes, canoas que fluem juntamente com as lágrimas. Essa é a carta da Mulher que chorava rios. Qual mensagem ela traz?

Todos trazemos, no recanto mais íntimo da alma, um excesso de prantos não derramados, que foram represados ao longo da nossa existência, trazendo acúmulo de sal à alma. Viviane Mosé, poetisa e filósofa, faz referência a essa prisão afirmando que ela possui terríveis efeitos psicológicos e corporais.

Lágrima é dor derretida, dor endurecida é tumor.
Lágrima é raiva derretida, raiva endurecida é tumor.
Lágrima é alegria derretida, alegria endurecida é tumor.
Lágrima é pessoa derretida, pessoa endurecida é tumor[16].

Esse choro começa a ser acumulado a partir da primeira infância quando fomos ordenados a "engolir o choro". Com o pas-

---

[16] *Receita para arrancar poemas presos*, de Viviane Mosé.

sar do tempo, tal ordem sequer se fazia necessária, pois aprendemos, ao longo da vida cotidiana, que, socialmente, lágrimas não são bem-vindas por carregarem o sinônimo de fraqueza ou vergonha. Quanta água salgada foi acumulada desde então? A maneira mais eficaz de segurar o choro é prendendo o ar dentro dos pulmões. Esse é um dos primeiros aprendizados do ser. A Medicina Tradicional Chinesa diz que os pulmões são associados às emoções de dor e tristeza. Com o passar do tempo esse condicionamento orgânico pulmonar vai se transformando em um posicionamento natural diante da vida. Prender o ar, prender o choro, acumular a tristeza e fingir que nada aconteceu.

Segundo Osho, enquanto não for possível liberar essa represa interna, permaneceremos fingindo. Enquanto houver um oceano de lágrimas, nenhum riso pode ser verdadeiro, pois quem fez isso "tornou-se uma pessoa pela metade".

A carta da Mulher que Chorava Rios fala sobre o excesso de pranto que não teve permissão de transbordar e convida-nos a refletir acerca da sua relação com as lágrimas. Talvez você traga rios em seus olhos. Talvez você não saiba dar vazão à correnteza das lágrimas. Ou quem sabe é aquela pessoa que gosta de ser arrastada por um choro sem fim.

Seja qual for a resposta, é preciso olhar para essas dores e permitir que elas sejam lavadas, pois segundo Karen von Blixen-Finecke, "a cura para tudo é sempre água salgada: o suor, as lágrimas ou o mar".

☙

Há mar, amor?

O gosto do suor
e da lágrima que antes mesmo de ser derramada
enche de mar a boca
Parece que toda água do corpo é salgada

– Nem toda! A saliva, por exemplo, é doce!

Talvez haja uma sabedoria divina regendo os sabores da pele...

Fossem os beijos salgados, seria estéril o amor?
Mas Afrodite, deusa do amor, nasceu do mar.
É possível que exista uma relação entre amor e sal

Algo que ainda não compreendo
mas percebo toda vez que o gosto salgado da pele amada
invade o território da língua

Certo gosto de sal, às vezes, parece doce

E agora pergunto: há mar, amor?

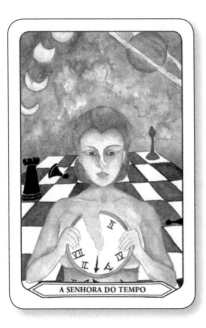

A SENHORA DO TEMPO

"O tempo não se ocupa em realizar as nossas esperanças: faz o seu trabalho e voa."

Eurípedes

Uma imagem com muitos símbolos que fazem relação com o tempo. No primeiro plano, há uma mulher nua, ela tem o rosto tranquilo e sereno e, à frente do corpo, traz um relógio que rasga com as mãos. Atrás dela, vemos um tabuleiro de xadrez em que apenas algumas peças permanecem: a rainha, a torre e alguns peões. Qualquer um que já tenha se dedicado a esse jogo sabe o tempo que ele demanda, seja para aprendê-lo ou para finalizar uma partida. Nos céus, ao lado esquerdo da personagem, vemos a lua em seus ciclos variados e, ao lado direito, temos Saturno. Qual seria a relação entre a Mulher Selvagem e o Tempo que a carta tenta nos transmitir?

A mulher, quando desprovida de conhecimento e domínio do tempo, pode ser consumida pelo excesso de afazeres ou, em um sentido oposto, pela procrastinação. Essas duas variantes são faces de uma mesma moeda. Nunca ter tempo para si é tão terrível quanto ter todo o tempo e não saber como administrá-lo. Não é à toa que A Mulher que Sabe, que é uma das muitas faces da Mulher

Selvagem, também pode ser denominada como aquela "que mora no final do tempo"[17].

Na imagem da carta vemos a mulher com um relógio que ela não apenas segura, mas também rasga, demonstrando que além de aprender a lidar com o tempo, o domina. Ela pergunta: como é a sua relação com o tempo? É consumida pelas horas ou já aprendeu a poupar uma parte do dia para seu próprio cuidado?

A mulher parece estar sobre um tabuleiro de xadrez, que é um formidável jogo que fala não apenas sobre o tempo, mas representa o conflito entre as forças opostas e as habilidades e estratégias que adquirimos ao longo da vida para superar os desafios. Nesse sentido, as partidas do jogo, apesar de longas, exigem rapidez de seus jogadores, que precisam pensar e repensar suas táticas a fim de alcançar a vitória.

Na carta vemos algumas peças, vamos analisar cada uma. A Torre é a maior peça do jogo e possui um grande valor estratégico. Ela representa a capacidade de defesa e os conhecimentos secretos que antigamente eram guardados pelas Ordens e pelas Sociedades Secretas. Sem um forte instinto de defesa, a mulher torna-se indefesa diante do tempo e da vida.

Outra peça em destaque no tabuleiro desta carta é a que simboliza a Rainha e que, no jogo de xadrez, é a peça mais importante. A Rainha é a peça com maior liberdade de movimentos. A Rainha é a peça que possui maior valor. Ela pode ir em todas as direções sem limite de casas que pode percorrer. Ela é mais poderosa que o Rei, que é limitado a andar apenas uma casa em qualquer direção. Esse caráter irrestrito que se apresenta nos movimentos da Rainha, no jogo do xadrez, remete-nos a grande possibilidade de expansividade feminina, porém, junto a essa marca, temos também a inconstância.

Também é possível ver alguns peões derrubados, um de pé. O que nos diz que perdas foram sofridas. Na verdade, é impossível

---

[17] Segundo Clarissa Estés em *Mulheres que correm com lobos*.

chegar ao final da partida sem sofrer qualquer tipo de perda ou dano. Você recorda as perdas que vivenciou para chegar até onde está agora? Consegue honrar suas peças de peões derrubados sem se render à dor da perda? O tabuleiro sobre o qual a mulher se ergue é pleno de significados. Os quadrados brancos e pretos representam a dualidade do nosso mundo material e humano. O yin e yang, o bem e o mal, a sombra e a luz. A mulher que pretender ficar apenas em uma polaridade terá que aprender sobre a impossibilidade de tal tarefa.

Assim, é apenas por se erguer sob a luz e também sob a sombra, acessando igualmente os poderes masculinos e femininos que carrega dentro de si, que ela pode exercer poder sobre o tempo sem se permitir ser consumida por ele.

Por fim, na última camada da carta, encontramos de um lado a lua que cumpre seus ciclos e que fala sobre um tempo celeste que, de alguma forma, influencia o tempo da Terra, das marés, dos ciclos de sangue, das colheitas e da vida. No outro extremo do céu, encontra-se Saturno. Por que esses astros foram escolhidos em detrimento de outros?

Primeiro, e talvez mais evidente, é que quando falamos sobre o tempo, vemos o gigante Saturno que é o segundo maior planeta do Sistema Solar. O primeiro em extensão é Júpiter. A astrologia considera que Júpiter e Saturno são planetas opostos – o símbolo de um é o inverso do outro – assim, enquanto Saturno nos fala sobre as limitações e as dificuldades, Júpiter representa expansão e facilidades. Essa percepção tem suas raízes na mitologia greco-romana, afinal, Zeus (chamado de Júpiter pelos romanos) derrota seu pai, Cronos (Saturno para a mitologia romana), e conquista o domínio dos céus.

Essa aparente rebeldia do filho é também uma repetição de algo que já aconteceu no passado, afinal, Cronos foi responsável por mutilar seu pai anteriormente. A presença do planeta Saturno na carta fala sobre a repetição de padrões que parecem desafiar o tempo linear de tal maneira que o futuro passa a imitar o passado. Na carta, o planeta Saturno aparece atrás da mulher, simbolizando a prisão a qual ela esteve envolvida, revelando revelando um looping de situações e a repetição de padrões, sejam eles herdados ou adquiridos (qual mulher nunca viveu algo semelhante?).

A Lua, por sua vez, é considerada o mais cármico dos astros. Ela fala sobre a memória da infância e da ancestralidade, principalmente a mãe. E, assim como Saturno, representa condicionamentos e repetição de padrões de comportamento. Logo, esses dois astros, na imagem, representam o tempo que retorna. Representam um passado que teima em se fazer presente.

A mulher precisa usar toda a sua força para parar com as repetições, principalmente aquelas que foram herdadas da figura materna. É preciso um alto nível de consciência e de presença para romper com aquilo que sempre volta a assombrar.

A carta da Senhora do Tempo fala sobre a importância de deixar para trás o pai saturnino e a mãe lunar, apenas assim é possível superar as repetições que acometem determinadas mulheres. Essa carta fala sobre as guerras que ocorreram, como demonstra as peças derrubadas do xadrez, mas isso também ficou no passado. A Mulher Selvagem sabe lidar com o tempo sem ser dominada por ele.

E você, já aprendeu essa lição?

☙

Os lugares do mundo
que já vi
As bocas
os beijos
O som da música
a roda
o riso
Fechar os olhos a tempo
de alcançar as estrelas
Em um único segundo quanta vida?
Se tudo carrega o todo
então a cada respiração a eternidade
Sou a soma de tudo que já fui e serei

☙

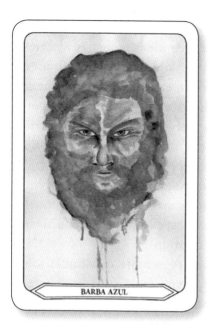

BARBA AZUL

"Uma entidade em especial, o fugitivo mais traiçoeiro e mais poderoso na psique, exige nossa conscientização e contenção imediatas — e esse é o predador natural."
Clarissa Estés

Um homem de cabelos e barba azul. Olhar assassino. Quem é ele?

Nessa jornada que fazemos ao encontro da Mulher Selvagem existe o grande e maior perigo. Ele é um assassino cruel, ele é o homem sedutor, ele é o grande inimigo da psique e se ele apareceu para você a mensagem é bem simples: cuidado!

Barba Azul era um rico viúvo que após cortejar três irmãs, tomou por esposa a mais jovem a quem prometeu todas as riquezas do mundo. Ele a vestiria com as roupas mais finas e a enfeitaria com as mais delicadas joias. Só havia uma única e insignificante condição para essa vida de felicidade: que ela jamais visitasse o porão do magnífico castelo em que viveriam. Eles se casaram e logo Barba Azul entregou à jovem esposa as chaves do seu novo lar, inclusive a menor de todas, que guardava a entrada da porta proibida. Um dia, o marido viajou, e a jovem, não suportando mais a curiosidade, se esgueirou até o porão onde descobriu todas as ex-mulheres de Barba Azul. Estavam Mortas. Assassinadas.

ORÁCULO DA MULHER SELVAGEM 117

Essa carta apresenta o maior e pior predador psíquico da Mulher Selvagem, o sinistro que se esconde não apenas nas vielas do mundo externo como também e, sobretudo, nas profundezas da psique. Esse homem sedutor oferece uma vida de riqueza e satisfação, contanto que a mulher aceite se manter na superfície visível do aceitável e jamais mergulhe dentro de si mesma. Jamais visitar o porão. Essa é a condição para a felicidade: ficar nas águas rasas e seguras da zona de conforto.

Esse inimigo tem o poder de aniquilar a alma selvagem e deixá-la no porão onde seus restos jamais serão vistos ou honrados, serão esquecidos nas profundezas da alma e, em pouco tempo, será como se nunca tivessem existido.

Ao ouvir essa história terrível, eu sempre questionei sobre o quão sedutor o Barba Azul poderia ser para ter conquistado tantas esposas. Mas, então, quando amadureci o bastante para deixar de olhar para a jovenzinha seduzida, percebi que o mais terrível inimigo da Mulher Selvagem talvez não tenha feito qualquer esforço para conquistar a pobre e indefesa mulher.

Mais ainda, não duvido que seja ele o verdadeiro seduzido, o que é disputado por todas as mulheres.

— Case comigo, veja como cozinho bem.
— Encoste a cabeça em meus seios fartos.
— Entre minhas pernas é ainda mais quente...
— Eu sou tão doce... Escolha-me.

Somos nós, mulheres, que disputamos o Barba Azul, lutamos por sua atenção. Esse viúvo misterioso e enigmático nos fascina.

Será que as jovens esposas são cegas à escuridão que rodeia o viúvo? Não conseguem perceber o brilho cruel que existe atrás do olhar sedutor? Será que elas são realmente tão tolas a ponto de sorrirem ingenuamente, quando se encontram diante do grande inimigo da psique? Não é possível que nós, mulheres, estejamos tão limadas da parte instintiva do *self* que nenhum alarme toque quando o agressor oferece um anel de brilhantes!?

Diante de tantos questionamentos, tive que empreender o exercício de olhar para dentro e lembrar das vezes em que eu mesma caminhei saltitante em direção ao meu algoz. Foi, então, que tive o momento de epifania que toda mulher vivencia quando se une Àquela que Sabe.

Nós, mulheres, somos atraídas pela sombra do terrível amante. Enquanto não nos tornarmos conscientes de nossas próprias sombras, do assassino que trazemos em nossas profundezas, o Barba Azul continuará a ser irresistivelmente sedutor.

E a justificativa para tal fascínio se explica pela pequena chave do conto. Aquela minúscula, que abre a porta do misterioso porão. A chave que guarda nossos mortos está em posse do algoz. E apenas ele pode nos mostrar as partes mais tenebrosas de nosso próprio ser.

Por isso convidamos Barba Azul a entrar em nossa casa onde a mesa está posta. O acolhemos em nossas camas e, de preferência, entre as pernas, em nossas partes mais profundas. Mas devemos escolher como enfrentar o ardiloso inimigo. Seremos a donzela indefesa que se atira ingenuamente ou seremos a mulher consciente da existência das sombras internas e externas?

Se a carta do Barba Azul apareceu é um sinal de alerta. Talvez você esteja passando por uma profunda provação e que coloca em risco sua própria natureza selvagem. Mas esse pode ser também o maior e mais importante momento de tomada de consciência, pois apenas quando a donzela vai até o porão e reconhece lá suas partes mortas e aniquiladas é que pode retornar como mulher conhecedora de si e de suas profundezas. Talvez você esteja em um relacionamento íntimo que lhe sufoque. Talvez você esteja priorizando mais o outro do que a você mesma. Lembre que o masculino externo reflete o assassino cruel que existe dentro de você.

Quem ainda tem medo do Barba Azul?

Psicopata

Todo psicopata é na verdade um suicida

Que tenta matar no outro o que não suporta ver em si mesmo
E dessa forma doentia, sufoca seu próprio choro
Enterra seus próprios monstros
Violenta suas próprias vontades
Alguns poemas são suicídios,
Corpos deixados a morrer
Sob o calor do sol
Eu me matei muitas vezes

deixando apenas rastros de palavras em papel branco
Mas existe essa parte que se recusa a morrer
Que permanece sob o sol
e que resiste a toda e qualquer chuva

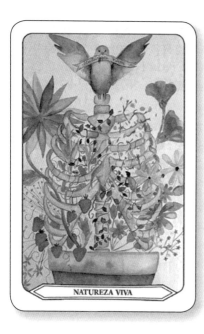

NATUREZA VIVA

"Tudo na gente que não morreu, cercado por tudo que mataram, é uma ilha."

Oswaldo Montenegro

Um vaso de jardim de onde brota uma ossada humana. Dos ossos surgem diversas espécies de plantas, flores e ramos. Um pássaro pousado sobre a coluna vertebral carrega um recado: "natureza viva"

A carta acima tem a inspiração na arte denominada natureza--morta, que foi praticada a partir de meados do século XVI. Esse tipo de trabalho era caracterizado por retratar objetos inanimados

Mas na imagem da carta temos uma mensagem diferente. A natureza está viva e é representada pelo pássaro que possui as asas abertas. A vida também está presente na simbologia da explosão das flores e dos frutos em suas cores e beleza que delas emana. A humanidade está morta e isso é representado pela ossada humana. A natureza viva consegue se sobrepor à humanidade morta. O contrário seria possível?

Qual o significado dessa enigmática carta?

No arquétipo da Mulher Selvagem, o relacionamento que toda mulher estabelece com os próprios ossos é estreito. Inclusive há uma antiga lenda que diz que "dentro de nós estão os ossos espirituais da Mulher Selvagem. Dentro de nós está o potencial de readquirir nossa carne, como a criatura que um dia fomos"[18].

Quem você era antes que dissessem quem deveria ser? Quem você era antes que te convencessem de que não era boa o bastante? Quem você era antes que te magoassem? Quem você era antes de acreditar que precisava ser outra pessoa para ser digna de amor? De quantos sonhos você abriu mão porque alguém disse que isso era impossível?

Ao longo da vida deixamos que as partes morram, partes pelas quais não temos forças para lutar e as abandonamos. Todas essas partes mortas continuam existindo em uma espécie de cemitério que jamais visitamos dentro de nossa psique. A Mulher Selvagem resgata os ossos, é ela quem sabe que a verdadeira vida está lá nos restos mortais e não na vida apática e massificada que fingimos viver. A Mulher Selvagem conhece os desejos mais profundos, ela entende sobre a fome que a alma possui, ela quem não deixa morrer aquilo que nos torna vivos.

A carta da Natureza Viva fala sobre as partes que ainda estão abandonadas nos cemitérios de nossas almas. Talvez um antigo sonho, um dom ou um talento que você abandonou, por considerar não ser boa o bastante, ou simples desejos que abdicamos, como a vontade de dançar ou um riso fácil que se perdeu diante de uma piada sem graça. Quais são seus ossos perdidos nos cemitérios dos vivos? Quais são os mortos que você carrega?

Não se deixe levar pela vida que corre pela janela. Há vida que corre dentro das veias, dentro dos ossos onde está o que merece ser não apenas resgatado, mas preservado. Talvez pareça morto, mas olhe bem para essa carta: a vida sempre surge dos ossos!

---

[18] Clarissa Estés, *Mulheres que correm com lobos*

Arte intelectualizada
Medida, refletida
Que nasce de onde nem se lembra
E de tão lapidada perde a raiz, a seiva, o caule
Fica só folhagem morta
metrificada em vasos finos
Essa eu desprezo
Eu gosto de poesia cuspida
Que nasce e já se mostra
Com a carne ainda viva
E a letra morta

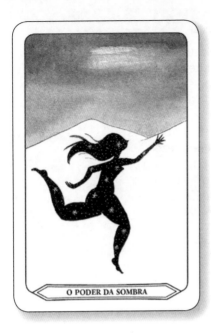

O PODER DA SOMBRA

"Ninguém se torna iluminado por imaginar figuras de luz, mas sim por tornar consciente a escuridão."
Carl Jung

Uma mulher aparentemente nua correndo em direção ao horizonte. Nada ao redor dela tem forma ou cor, com exceção do céu. A mulher tem o corpo preto. Essa imagem revela o vazio. Essa imagem revela o universo, pois a mulher traz as estrelas dentro de si. Quem é ela?

Essa carta fala sobre O Poder da Sombra. Na psicologia junguiana, a sombra consiste em conteúdos, elementos e situações que foram vivenciadas por nós. Essas vivências não foram assimiladas pela consciência de tal maneira que passaram a compor um conteúdo que, embora inconsciente, se tornam constituintes da psique. À sombra negamos partes da personalidade que consideramos erradas ou socialmente inadequadas, e as potencialidades que ainda não foram reconhecidas. A isso Jung denominava "o ouro da sombra".

É comum tentar sufocar os aspectos considerados repugnantes da personalidade em troca de aceitação, principalmente por parte daqueles que amamos.

A dificuldade em enxergar os aspectos da sombra que nos parecem insuportáveis resulta na chamada projeção que pode ser explicada como uma transferência não-voluntária, por meio da qual atribuímos aspectos intoleráveis de nossa própria personalidade a outras pessoas. Isso é projeção.

Reconhecer que aquilo que julgo insuportável nos outros diz respeito a algo de minha personalidade, oferece uma oportunidade de crescimento interior, pois permite reconhecer as nossas falhas mais profundas. Nesse processo de reconhecimento de superação interna que ocorre pela compreensão de nossas projeções, integrar a sombra torna-se o primeiro passo para a ampliação da nossa consciência.

No livro *O lado sombrio dos buscadores da luz*, Debbie Ford estuda em profundidade o efeito da sombra e revela que a possibilidade de completude do ser se concretiza quando aceitamos todo nosso ser, que consiste na luz e na sombra.

Esta carta fala sobre a necessidade de aprender a encaixar a sombra na vida, sem que sejamos reduzidos a ela ou permitido que se torne destrutiva. Renegar a sombra é ser dominado por ela, uma vez que "aquilo com que você não consegue coexistir não o deixará existir"[19].

Como é a sua relação com os aspectos sombrios da sua personalidade?

Talvez a carta venha falar que você já integrou esses aspectos sombrios e, assim como a mulher da carta, corre em direção ao horizonte, trazendo todas as sombras de seu corpo como potências iluminadas do ser – isso que representa o corpo da mulher estar repleto de estrelas, que inclusive só podem ser observadas quanto mais escuro for o céu. Celebre a sombra que existe em você. É nela que está a força necessária para que você alcance o horizonte.

A sombra existe, também, para que você possa lutar contra os seus mais sombrios medos. Nesse caso, é possível que você seja

[19] Bill Spinoza, citado por Debbie Ford

como aquelas pessoas que parecem doces e gentis por fora, mas que, por dentro, sentem labaredas de raiva a consumir a alma. Quem sabe pareça uma pessoa agressiva apenas para proteger uma sensibilidade extrema que a faz sentir frágil?

Ou que outra história você conta sobre a raiva? Ela é sua amiga ou inimiga. Talvez seja difícil pensar na raiva como uma amiga, afinal já que desde cedo somos ensinados que sentir raiva é feio. No entanto, apenas a raiva nos tira de lugares e situações sem as quais jamais sairíamos sem ela. Como diziam antigamente, é preciso queimar certas pontes para ter a certeza que não voltaremos a caminhar sobre elas. A raiva é justamente o elemento necessário para queimar essas pontes.

Ou talvez de tanto negar a sua sombra você nem sequer pode reconhecê-la. Se for o caso, pense nas pessoas que mais te irritam, nas que mais te incomodam. Talvez aquilo que vê nelas possa oferecer pistas de algo que ainda não foi trazido à luz da sua consciência. Essa é uma possibilidade de expandir seu nível de percepção sobre si mesmo, porém, você deve estar disponível para isso.

Como sempre, tudo depende dos olhos de quem vê. O que os seus olhos veem?

Poesia em tempos de cólera

Fácil escrever poemas apaixonados
quando o amor visita o estômago com asas de borboletas
e o céu é azul e mesmo a chuva parece cálida
Desses eu tenho aos montes
vivem amontoados e servem de apoio para minha cabeça
antes de dormir
são testemunhas do meu estado quase sempre enamorado

Mas tem outra raça de poesia
que nasce da parte escura e rasgada dentro de mim
são versos que vocifero com a voz rouca d e tanta raiva
Raiva que sinto
e que ganha vida na tinta vermelha que mancha o caderno

é feito o sangue dos meus ancestrais
é feito o corpo das mulheres mutiladas
Raiva contra a hipocrisia imunda que prefere
minha obediência à autenticidade
Raiva da linha com a qual costuraram meus lábios
fazendo de meu prazer pecado
Raiva dos amordaçados que já perderam o poder
sobre a própria língua
e por isso julgam a liberdade de minhas palavras

Não escrevo um poema compassivo frente aos oprimidos
mas de ódio a opressores
Àqueles que não podem gritar empresto meu grito
Àqueles que não podem chorar derramo meu
pranto salgado e vermelho
Aos que perderam o poder das palavras
Entrego cada corda presa a minha voz

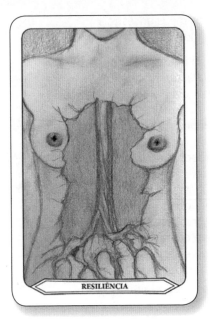

RESILIÊNCIA

"Eu gostaria muito de ter o direito, eu também, de ser simples e muito fraca, de ser mulher..."
Simone de Beauvoir

Apenas um torso feminino, a julgar pelos seios. Está rasgado. Ferido. Quebrado. Da ferida aberta brotam raízes e um tronco de árvore assume o papel da coluna vertebral.

A primeira evidência é a de que este corpo feminino foi violado. É isso que demonstra a enorme ferida que existe. Temos uma ferida de proporções inimagináveis. O que será que houve? É impossível saber. E mesmo que a mulher diga o que aconteceu-lhe, é impossível compreender a dor que tamanha ferida provoca.

A ferida começa sobre a região sacra, que se localiza no final da coluna até o cóccix. Sacro, ou osso santo, é o nome dado à parte da coluna vertebral responsável pela ligação entre as metades superior e inferior de nosso corpo. Esse é um lugar de transformação, no qual a natureza humana, representada pelos membros inferiores, une-se à natureza divina, a parte superior do corpo. Segundo tradições orientais, é também no osso sacro que a chamada *Kundalini*, representada por uma serpente enrolada sobre si mesma, encontra-se adormecida até ser despertada e subir pela coluna vertebral – esse seria a realização máxima do ser, a iluminação da consciência. A *Kundalini* pode ser compreendida de muitas formas, como a energia da alma ou energia sexual.

Na imagem dessa carta, parte do corpo da mulher foi violado, porém, dessa violação surgiram raízes de onde cresce uma árvore forte com galhos que crescem para cima. As raízes encontraram nutrição no centro do corpo. Aqui a ferida tornou-se a própria força da vida. A árvore representa o desejo da mulher pela transcendência, em superar todas as suas dores e feridas. Tem o intuito de chegar ao céu da existência de cada ser, pois, como dizia Van Gogh, as árvores nada mais são do que o anseio da terra em transcender as estrelas[20].

A palavra resiliência tem dois significados. No sentido da física, significa a "propriedade que alguns corpos apresentam de retornar à forma original após terem sido submetidos a uma deformação". Mas significa, também, a "capacidade de se recobrar facilmente ou se adaptar à má sorte ou às mudanças".

A carta da Resiliência fala sobre as feridas abertas, mas também de caminhos que surgem justamente a partir dessas feridas. Fala sobre anseios por transcender circunstâncias dolorosas, mas que possibilitaram a descoberta da própria força. Tornar-se forte quase nunca é um caminho fácil.

Como está sua relação com as suas feridas? Você chora sobre elas como uma pobre vítima ou já conseguiu erguer-se sobre as entranhas violadas? Independente da resposta, saiba que nada detém uma mulher firmada na força de suas entranhas.

❦

Ode ao meu corpo

Eis que nas fronteiras de mim
encontro o corpo heroico e belo que tomei como meu
tão logo soube de sua existência

---

[20] História relatada por Osho e que consta no livro *Faça seu coração vibrar*

Encontro-o erguido contra o céu escarlate
e reconheço que foi este corpo e não eu
que suportou torturas, feridas e golpes

Este corpo tão menos do que sou
e ainda assim tão mais que eu
que resistiu calado enquanto eu sucumbi a gritos
e me manteve ereta ainda que meus olhos
estivessem embotados de poeira e pedra

Ah, corpo gentil...
tão fraco, frágil
Ah, corpo tão forte
Amontoado de células e memórias
muito mais que ossos, músculos e nervos
camadas de tecidos e vísceras
Ah, estandarte querido
quem cuidará de ti
agora que todos se foram
e que a espada e o escudo encontram-se partidos?

Vem, amado, repousa em mim
larga teu peso que serei eu a erguer-te em meus braços
Caia sobre mim que a noite é macia e morna como tua pele
e te banharei em água de rosas
passarei bálsamo em tuas feridas

Venha, pequena criança,
vamos festejar dias alegres
que se espalham pela relva
enquanto o sol levanta
Deixa eu enfeitar teus cabelos e beijar teus olhos
que o despertar é doce e breve

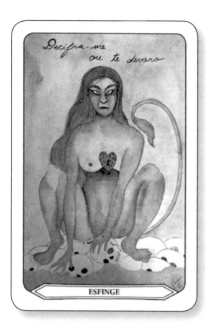

ESFINGE

"Você tem que continuar quebrando seu coração até que ele se abra."
Rumi

Uma esfinge com olhos desafiadores e um coração partido onde no centro encontra-se a abertura de chave. Ela pisa sobre crânios e olha desafiadoramente à frente com um convite escrito acima de sua cabeça: "decifra-me".

A esfinge é um animal mitológico presente em diversas culturas e foi nas representações gregas e egípcias que ganharam maior projeção. O nome esfinge vem da palavra grega sphingo, cujo significado quer dizer estrangular. Em árabe, o nome da mais famosa esfinge do mundo, em Gizé, significa Pai do Terror.

De fato, a esfinge traz aspectos terríveis que precisam ser analisados. Primeiramente, o corpo de uma besta, geralmente um leão, diz respeito aos instintos mais primitivos e que faz de nós animais selvagens. Segundo Aleister Crowley, a esfinge representa a divinização do bestial, ou seja, é o próprio ego humano. Sem a consciência – representada pela cabeça humana – somos aniquilados pelo instinto selvagem do ego.

Na mitologia grega, a esfinge era enviada pelos deuses para punir os homens. Ela apresentava um enigma que deveria ser desvendado, se assim não fosse realizado, traria a morte para quem quer que cruzasse seu caminho. "Decifra-me ou te devoro", dizia ela.

Segundo a lenda da esfinge, o enigma apresentado era o seguinte: qual animal caminha com quatro patas pela manhã, duas à tarde e três à noite?

A resposta para isso é o animal homem, que engatinha quando criança, anda sobre as duas pernas na fase adulta, e à noite, ou seja, na velhice, utiliza uma bengala, temos, portanto, três pernas para poder caminhar. Mas o enigma é mais complexo. Apenas quando o animal de duas patas (o homem adulto) se apropria da sabedoria do animal de três pernas (o ancião) pode enfrentar a esfinge e sobreviver. Sem sabedoria e o grau de consciência desperto, ele sucumbirá ao ego (representado pelo animal de quatro patas).

Na carta vemos a imagem de muitos crânios, o que revela que muitos já passaram pela esfinge e não obtiveram sucesso. Representa as muitas vidas que vivemos em uma só existência na busca por nós mesmos. Quando buscamos a parte de nós que vive na natureza selvagem da alma, muitas partes morrerão. E é a esfinge quem garante que apenas a consciência desperta prossiga.

Na carta, a esfinge traz o coração à vista. Embora o senso comum diga que a consciência encontra-se no cérebro, as antigas tradições dizem que a morada da consciência/espírito é no coração. Nessa carta a esfinge tem o coração quebrado, mas lá também está a chave, ou seja, a porta de acesso para uma consciência mais profunda.

Quando temos o coração ferido – e é inevitável que isso aconteça ao longo da vida – desenvolvemos instintos primários de sobrevivência e proteção. Isso garante que mais ninguém produza ferimentos profundos. Vamos criando couraças[21] e cada vez tornando-se menos conectados com o nosso centro energético. Com isso nos tornamos mais bestializados.

A carta revela que a mulher foi ferida no coração e agora ela desafia qualquer um que ouse se aproximar. Você sabe como é viver

---

[21] Segundo a perspectiva reichiana inaugurada por Wilhelm Reich.

assim? Desafiando cada um que se aproxima? Devorando qualquer um que não saiba a resposta? A cada pessoa que a esfinge mata, a parte humana dela morre mais um pouco, e o coração que ela tanto quer proteger se quebra mais, visto que a consciência se torna um pouco mais distante do ser. Mas a resposta está no coração e não na mente.

Veja, segundo a lenda, quando a esfinge é derrotada, ou seja, quando o enigma é decifrado, ela própria se atira no abismo, pois o Ego não suporta ser derrotado.

A carta da Esfinge vem falar de desafios, mas também da possibilidade de crescimento. Talvez você esteja sendo desafiada por demônios internos e externos. Talvez precise escolher entre agir a partir da racionalidade ou do instinto. Sabendo que ambos têm seu valor.

A questão é simples: decifra-me ou te devoro.

☙

Parte de mim

Uma parte de minha vida
tem cicatrizes, garras e presas
e sempre me assustou
Mas, hoje, encarei seus terríveis olhos
Vermelhos
Toquei sua pele
Áspera
Penteei seus cabelos
Escuros
E tirei a sujeira da unha
Você não mais me assusta
Só é feio

☙

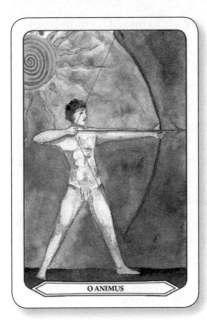

O ANIMUS

"O animus pode ser compreendido melhor como uma força que ajuda as mulheres a agir em sua própria defesa no mundo objetivo."

Clarissa Estés

Um homem nu com os pés firmemente plantados no chão. Tem em suas mãos um arco e uma flecha que ele mira de modo assertivo. Sobre sua cabeça um imenso Sol. O que faz a carta de um homem no caminho ao encontro da Mulher Selvagem? Quem é ele e o que ele diz?

Segundo a psicologia junguiana, toda pessoa apresenta em seu inconsciente aspectos femininos e masculinos, pois apenas em seu oposto complementar a psique humana encontra equilíbrio. É por intermédio da Anima, personalidade interior feminina e o inconsciente, que o masculino encontra expressão. Na mulher, o aspecto masculino da personalidade é denominado *Animus*, que pode ser considerado a representação, no âmbito do inconsciente, de todas as representações que a mulher traz sobre o sexo oposto por meio do somatório das experiências individuais e coletivas. É apenas pelo equilíbrio interno das forças psíquicas que a totalidade do ser pode se manifestar.

Na carta Animus nos deparamos com um homem nu. Porém, a nudez aqui não tem o sentido de liberdade frente às convenções sociais, como foi visto em cartas anteriores, mas representa a ênfase na virilidade e retidão. Ou seja, trata-se de uma *nudez heroica*[22].

O homem tem os pés fortemente fincados no chão, com uma postura que remete a força, estabilidade e solidez. Ele não está com o corpo mole ou jogado de maneira displicente. Pelo contrário, a simples postura de seu corpo já revela convicção, o que é reforçado pelo arco e flecha que tem nas mãos. Ele sabe o que quer, sabe qual seu alvo e o que precisa fazer para atingi-lo. Essas são as características fundamentais do masculino e, portanto, do *animus*, que precisam ser integrados pela Mulher Selvagem, pois, como apontou Clarissa Estés, "uma mulher com um *animus* pobremente desenvolvido tem muitas ideias e pensamentos mas é incapaz de manifestá-los para o mundo lá fora". É pelo contato com o animus que a mulher pode acessar a força psíquica para agir em sua própria defesa e na defesa de seus projetos e sonhos. É devido a essa força que ela poderá expressar seus sentimentos e opiniões sem se deixar ser arrebatada pelas emoções.

O Sol na carta representa o futuro, a expansão, a generosidade e a abundância. Na astrologia, o Sol também representa o pai, que também está presente na psique feminina como representação primeira do primeiro masculino com o qual a mulher terá contato e que, portanto, ajudará a compor seu *animus*.

A carta Animus questiona sobre a relação com o masculino interior presente em toda mulher. Quanto mais saudável essa relação, maior a capacidade que a mulher terá de manifestar seus planos e ideias, se defender e também agir de maneira concreta no mundo.

Essa carta também representa o surgimento de um homem que externamente manifeste os atributos do masculino interno em algo que pode se manifestar em um relacionamento amoroso.

---

[22] Marcante na cultura grega em seu período clássico, a chamada nudez heroica se refere à representação de personagens nus para significar sua condição exaltada. Inclusive a palavra ginásio deriva do grego *gymnos*, nu. Fonte: Wikipédia.

É interessante ter clareza sobre a representação do seu masculino interno. Ele é saudável ou é um tirano? Você consegue acessar a força dele para realizar os seus sonhos ou esta lhe parece inacessível? Como se desenrolou a sua história com o masculino? Ele esteve presente? Todas essas reflexões servem para pensar sobre o masculino que, ao habitar dentro de cada uma de nós, manifesta-se externamente nos relacionamentos amorosos ou na ausência deles. Cabe lembrar que todo "poder sem amor torna-se brutalidade. Sentimento sem força masculina torna-se sentimentalismo adocicado."[23] O encontro com o masculino é parte fundamental da mulher que almeja conhecer e se apropriar dos poderes da Mulher Selvagem, que tem no *animus* não apenas um amante, sendo este, portanto, um casamento alquímico, como também um parceiro na jornada pela descoberta de si.

---

[23] Robert A. Johnson, *WE: a chave da psicologia do amor romântico*.

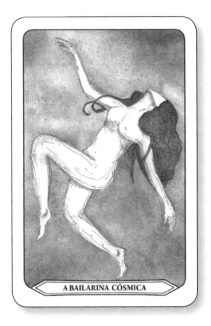

A BAILARINA CÓSMICA

"Eu vos digo: é preciso, às vezes, ter um pouco de caos dentro de si, para dar à luz uma estrela dançante."

Nietzsche

Uma mulher dançando nua. Não há qualquer chão sob seus pés, o que nos faz pensar que ela flutua em um céu multicolorido. Ela caminha sem olhar para onde vai, mas para onde vai não importa. O que importa é que ela caminha repleta de música e paixão. Ela tem a cabeça jogada para trás em uma atitude de despreocupação ou, quem sabe, de êxtase, ou, talvez, os dois. Essa é a Bailarina Cósmica. Nas antigas tradições do Tibete, existia uma enigmática figura feminina denominada Dakini, que era também uma antiga denominação para a Mulher Selvagem.

As Dakinis, cujo nome significa Bailarina Celestial ou Bailarina Cósmica, eram representadas pelo seu aspecto luminoso e escuro e, por isso, elas poderiam ser belas e terríveis. Eram representadas com corpos nus e voluptuosos, representando a liberdade frente aos condicionamentos sociais e o incrível poder de sedução. São representadas pelas cores vermelhas ou bebendo sangue menstrual. São mulheres selvagens e indomáveis, evocadas para ajudar no despertar iniciático, como destruidoras de obstáculos. Segundo Mirella Faur, elas dançavam em êxtase cósmico e apareciam em momentos cruciais da jornada espiritual para desafiar os buscadores a abandonarem as suas amarras comportamentais.

O aspecto selvagem das dakinis não é visto como algo grosseiro ou inferior, pelo contrário, diz respeito ao nível de realização espiritual. É importante perceber que a dança sempre ocupou um aspecto preponderante na vida espiritual das mulheres. Fossem as bacantes – mulheres seguidoras do deus romano Baco – ou as Devadasi – assim chamadas as bailarinas do templo que faziam da dança a sua oração; dizem que no antigo Egito as sacerdotisas de Rá dançavam ao deus todas as manhãs; em todas as situações, a dança esteve presente, não para entretenimento, mas como forma de conexão entre mente e corpo, espírito e matéria.

> Dance, Lalla, sem nada sobre o corpo a não ser o vento.
> Cante, Lalla, vestida pelo céu.
> Olhe para este dia brilhante!
> Que roupas seriam tão belas, ou mais sagradas?[24]

A vida religiosa monástica e austera pertence aos homens e às religiões por eles criadas. A via das mulheres para o divino foi por meio do prazer e do êxtase. Esse é o princípio do tantra, a busca da conexão divina pela experiência mística do prazer. Era dessa forma que as prostitutas sagradas se entregavam àqueles que buscavam pelo consolo da Deusa.

Obviamente que essa percepção foi se perdendo à medida que os antigos cultos à Deusa foram suplantados pelas religiões teocêntricas e patriarcais. O caráter sagrado da dança foi perdido e convertido em mero espetáculo e deleite para os homens, que não compreendiam os antigos mistérios. Como nos ensina

---

[24] Poesia escrita por Lallesvari, santa, yogini, poeta conhecida como Lal Ded, ou Lalla Ded, reconhecida como uma Dakini encarnada. Viveu no século XIV na Caxemira, região da Índia, onde produziu grande obra poética. Vivia nua recitando seus poemas em êxtase divino.

Starhawk "a bruxaria sempre foi uma religião de poesia, não de teologia"[25].

A carta da Bailarina Cósmica traz um convite à dança e à leveza. Muitas vezes à jornada do autoconhecimento são atribuídos peso e rigidez. A Bailarina Cósmica vem lembrar que há muitos caminhos para se chegar aos deuses. A dança e o prazer pode ser um deles. Quando foi a última vez que você dançou? Osho dizia que a dança apenas acontece quando o dançarino desaparece. É algo muito bonito, mas que talvez precise ser explicado. Segundo ele, a dança é algo que acontece quando permitimos certo grau de inconsciência. É impossível que a dança aconteça se cada movimento é planejado, antecipado e ensaiado. A dança acontece a partir do momento em que abrimos espaço dentro de nós para que ela se expresse por intermédio do corpo, do movimento, da fluidez. Assim, a dança acontece e torna-se uma forma de meditação. E é por isso que o dançarino desaparece, o ego não está mais no controle, foi posto de lado, o dançarino não está mais no salão, quem está ali é a própria dança e isso é Deus surgindo entre os homens na Terra.

A Bailarina Cósmica convida você a dançar. Descubra seu corpo na dança. No começo talvez ele esteja enrijecido, mas continue, com o tempo e insistência ele lembrará como é mover-se por si só. Talvez você já seja uma pessoa que adora dançar para os outros. Então o convite é: dance para o Sagrado que habita em você. Se a sua dança fosse uma oração, como você dançaria? Se você tivesse diante do Divino e não pudesse demonstrar seu amor por ele de nenhuma outra forma, além da dança, como moveria seu corpo? Se sentiria paralisado pelo medo do julgamento? Será que pensa que ofenderia a Deus?

A Carta da Bailarina Cósmica é mais do que um convite à dança, é um convite ao êxtase, ao prazer e a outras formas de rezar. Todas as formas de amar a Deus são louváveis, todo amor a Deus é permitido. Essa é a selvagem libertadora da Bailarina Cósmica.

[25] Starhawk, *A dança cósmica das feiticeiras*.

❦

Eu dançarei a Deus
e faço da dança uma oração
Dançarei até que máscaras descolem de minha pele
até que a pele desprenda de meu corpo
até que meu corpo desapegue de meu ser
E continuarei dançando
mesmo que o mundo deixe de existir
Continuarei dançando até que Deus não tenha escolha
a não ser se juntar a mim
Continuarei dançando até que sejamos apenas Deus
a dança e eu no universo
Continuarei dançando até que sejamos apenas Deus
a dança e eu
Continuarei dançando até que sejamos apenas Deus e a dança
Continuarei dançando até que sejamos
Deus

❦

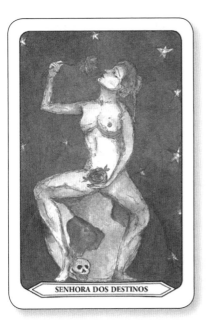

SENHORA DOS DESTINOS

"Por caminhos tortos, viera a cair num destino de mulher, com a surpresa de nele caber como se o tivesse inventado"

Clarice Lispector

Uma mulher sentada sobre o globo, circundada pelas estrelas do universo. A seus pés jaz um crânio humano, sobre o qual ela descansa o pé. Em uma das mãos, à altura do sexo, uma rosa completamente desabrochada, na outra, a representação da flor de lótus que ela contempla. Nesta carta, somos apresentados à Senhora dos Destinos. O que ela representa?

Nela vemos uma mulher nua. E como já foi visto em outras cartas, a nudez nesse contexto representa a liberdade frente aos condicionamentos impostos pela sociedade. É impossível dizer a qual época humana essa mulher pertence, uma vez que não carrega nada além do que a sua nudez.

Ela descansa o pé placidamente sobre um crânio. A morte não parece comovê-la ou assustá-la. É apenas uma parte da existência. Ela poderia descansar o pé sobre uma pedra e não faria qualquer diferença em sua postura. Isso significa que ela já não está presa à ilusão da morte como fim.

ORÁCULO DA MULHER SELVAGEM **141**

Esse conhecimento implica em também saber sobre o seu oposto: assim como a morte, a vida é igualmente ilusória e, por isso, a mulher está sentada sobre maya, ou seja, a ilusão do mundo físico, a alucinação do mundo manifestado, segundo a tradição Hindu.

Em uma das mãos, na altura de sua genitália, há uma rosa aberta e vermelha que mostra-nos sua abertura perante o universo. Ela nada retém, de nada se protege, nada espera, nada planeja. Mas está em um estado de abertura perante a existência.

Na outra mão, uma flor de lótus representando nascimento e renascimento; pureza e perfeição que ela observa no mais perfeito estado de contemplação.

Vencidas as ilusões da vida e da morte, a alma se volta para o que realmente é verdadeiro e belo e que é o desabrochar da existência. A existência contém um único propósito: de ser existência, pois cabe a nós humanos cumprí-lo com a reverência que a existência exige.

Ao contemplar a flor, a mulher observa a sua jornada da alma até a chegada do momento presente. Ela sabe, agora, que tudo aconteceu da forma como foi possível e que, tanto o riso quanto pranto, podem ser acolhidos no generoso espaço do coração. Ela conheceu as dores e, por causa disso, provou o néctar da felicidade. Talvez você conheça esse sentimento, talvez esteja passando por ele agora. Essa carta confirma aquilo que você é. Mas, caso não seja esse o sentimento dominante de seu tempo presente, saiba que o que quer que esteja acontecendo agora, logo se dissolverá.

Essa carta revela o momento da existência – e que não necessariamente se encontra no fim dessa jornada – a qual somos tomados pelo sentimento de completude. Em que, despidos de ilusões, a existência pode enfim se revelar. Não há espaço para a luta ou para o lamento, pois onde tudo que é, é. As incertezas também já foram abandonadas, assim como as buscas. Não há respostas, pois não existe mais pergunta. A Senhora dos Destinos não comete equívocos. Ela veio ensinar que "o destino de uma mulher é ser mulher"[26]. E que você já é quem tanto deseja se tornar.

Se a jornada ao encontro do feminino sagrado tivesse um estágio final talvez fosse parecido com o significado que a Senhora dos Destinos representa. Assim como a Mulher de Pedra mostrou a mulher sentada sobre um túmulo, nessa última carta ela estaria sobre o mundo, cercada do universo por todos os lados. Ela cumpriu uma longa jornada até chegar a esse momento. Somente ela sabe todos os desafios e provações pelas quais teve que passar.

No caminho de descoberta do Eu, talvez não seja possível pensar sobre o fim da jornada. Mas é possível pensar sobre a jornada como fim, que é o único objetivo válido para a alma.

É comum o primeiro passo de uma jornada ser considerado o mais difícil de todos, mas isso nem sempre é verdade. O último passo pode ser tão ou mais desafiante quanto o primeiro, pois exige um olhar generoso para o passado que foi possível, sem arrependimento, sem hipóteses, sem pesos e sem culpa.

Quantos sonhos você perseguiu até o final?

Talvez você tenha um cemitério de sonhos dentro de casa. O material de pintura abandonado no fundo do armário, a roupa de dança que nunca mais saiu do cabide, o material de artesanato acumulando poeira em algum canto da casa, os livros daquela pós-graduação que foi abandonada há tanto tempo.

Se você sabe do que estou falando então sabe o quão difícil é seguir até o fim.

A Senhora do Destino vem para lembrar que é hora de terminar o que foi iniciado. Também é possível que você se encontre em algum ponto da jornada sem saber exatamente quanto ainda falta caminhar. Se for esse o caso, ela vem para sussurrar palavras de apoio em seu ouvido: "Ânimo, falta pouco, só mais alguns passos".

[26] Clarice Lispector.

De qualquer forma, respire profundamente e contemple o universo que se estende ao seu redor. Seja ciente das graças alcançadas e do longo caminho até chegar à beleza deste instante.

Camadas de pele

Arranquei minhas camadas de pele uma a uma
E também as novas que se seguiram a elas
Segui descalça com os pés em carne viva
Pelos caminhos que escolhi
As roupas abandonei junto aos cabelos cortados
que caíram no chão

Não pergunte meu nome, pois também o arranquei
da parte de mim que sabia quem era

e corri nua sem nada além de mim mesma
com olhos fechados e sorriso aberto

Não são mais os olhos que escolhem a estrada,
o tato e o gosto da relva que guiam meus passos
Nada carrego além do peso de meu próprio corpo
A liberdade é a herança que exijo
pela força da seiva uterina que escorre entre minhas pernas

Nada mais tenho a abandonar,
não há o que a mim ainda se agarre
nenhuma sombra me segue

Sobre meus antigos contratos cuspi e não tenho mais nenhum
compromisso além da aliança que firmei comigo

Não queira me seguir, pois meus passos sequer deixam rastros
Eu sou vento, tormenta, tempestade...
Só não aceito ser rio,
água represada em seu próprio leito

LIVROS FUNDAMENTAIS PARA A ELABORAÇÃO DESTE ORÁCULO

"Os contos de fadas e os mitos são os nossos iniciadores. Eles são os sábios que ensinam aos que vieram depois deles."

Clarissa Estés

A primeira vez que ouvi falar no aspecto feminino de Deus foi no livro *As Brumas de Avalon*. Eu era adolescente e só tinha ouvido falar do Pai Criador, nunca o feminino havia sido sagrado até então. Mas em Avalon as mulheres eram sagradas e reverenciavam a Grande Deusa. Assim os nomes Morgana, Viviane e Gwenhwyfar passaram a fazer parte da minha vida.

Como bem esclarece Clarissa Estés Pinkola, com a fragmentação dos canais de iniciação matrilineares – aqueles pelos quais as mulheres mais velhas ensinavam e guiavam as mais jovens pelo território selvagem da alma – os mitos, e em especial, os contos de fadas, passaram a assumir o papel de iniciadores, servindo como uma espécie de mapa para os caminhos que levam as mulheres ao encontro Daquela que Sabe.

Assim, foi Clarissa quem me apresentou à Mulher Selvagem que, embora habitasse a profundeza de minha psique, era por mim mesma desconhecida. Foi com as histórias fantásticas de Paulo Coelho que aprendi as primeiras leis do universo holístico; Rumi e Omar Khayyam com suas poesias extáticas me levaram a uma nova percepção do amor divino; com Márcia Frazão aprendi sobre conhecimentos de uma ancestralidade de mulheres bruxas; e com Starhawk, que pela primeira vez vislumbrei a dança cósmica da existência. Livros, livros apenas. Mas, ainda assim, mestres.

De forma que este oráculo jamais teria sido criado sem o apoio silencioso e fundamental dos inúmeros e incontáveis livros que passaram a moldar não apenas meus pensamentos, como minha própria forma de perceber e me relacionar com o mundo.

Embora não pretenda aqui listar todos os livros sobre os quais me debrucei ao longo dos anos, pela própria impossibilidade da tarefa, deixo algumas referências de leituras para aqueles que quiserem se aprofundar mais em alguns dos temas abordados.

A dança cósmica das feiticeiras, de Starhawk

Elementos da Deusa, de Caitlin Matthews

Mulheres que correm com os lobos, de Clarissa Pinkola Estés

O gozo das feiticeiras, de Márcia Frazão

As Brumas de Avalon, de Marion Zimmer Bradley

Faces escuras da Grande Mãe, de Mirella Faur

Círculos sagrados para mulheres contemporâneas: práticas, rituais e cerimônias para o resgate da sabedoria ancestral e a espiritualdade feminina, de Mirella Faur

O milionésimo círculo, de Jean Shinoda Bolen

A trilogia *She, He* e *We* de Robert A. Johnson, sendo *She: a chave do entendimento da psicologia feminina*; *He: a chave do entendimento da psicologia masculina* e *We: a chave da psicologia do amor romântico*

O herói de mil faces, de Joseph Campbell

Um curso em milagres, de Helen Schucman

O poder do agora, de Eckhart Tolle

Muito do conhecimento do mestre Osho chegou a mim por intermédio de inúmeros livros, dentre os quais destaco: *A semente de mostarda*; *O livro das mulheres: como entrar em contato com o poder feminino*

As raízes do amor: um guia para a constelação familiar – entendendo os laços que nos unem e o caminho para a liberdade, de Svagito Liebermeister

A sacerdotisa do mar, de Dion Fortune

De Paulo Coelho muitos foram os livros que nortearam os primeiros passos de minha trajetória, mas destaco *Na margem do rio Piedra eu sentei e chorei*, *Brida* e *O Alquimista* como os mais importantes, principalmente nos anos iniciais de formação.

A doença como linguagem da Alma: os sintomas como oportunidade de desenvolvimento, de Rüdger Dahlke e Thorwald Dethlefsen

O corpo e seus símbolos: uma antropologia essencial, de Jean-Yves Leloup

Agradecimentos

Ainda que a jornada ao encontro da Mulher Selvagem seja uma jornada individual e, em muitos aspectos, solitária, isso não significa que seja trilhada sem apoio. Pelo contrário, foi fundamental a presença amorosa e constante de diversas pessoas que fizeram parte diretamente ou não da confecção dessas cartas.

Meu agradecimento inicial vai para aquelas que primeiro aceitaram a tarefa de ler os manuscritos: Norma Schwab, Danieli Machado e Irene Monteiro. Se este oráculo é um filho vocês certamente foram minhas doulas.

A todas as mulheres que compõem a Roda de Lobas. Vocês são o lugar para o qual eu sempre posso voltar.

Rafaela Pedrosa, minha amiga, sem seu olhar generoso eu jamais teria sido capaz de ver a mim mesma como artista.

À Isabel Valle que me acompanhou com toda a ciência da paz no processo de editoração deste oráculo.

À minha família por todo amor.

Agradeço aos incontáveis e inesperados encontros, amigos e pessoas que me acompanharam nessa jornada.

Índice das Cartas em Ordem Alfabética

A Bailarina Cósmica... 137
A Entrega do Coração... 37
A Grande Matriarca... 27
Alma de Passarinho... 70
A Mulher de Pedra... 17
A Mulher Diante do Espelho... 21
A Mulher e o Mundo... 73
A Mulher que Busca... 54
A Mulher que Chorava Rios... 110
A Mulher Selvagem... 34
A Perda... 40
Asas Partidas... 30
A Senhora do Tempo... 113
Auto-Prazer... 102
Barba Azul... 117
Círculo de Mulheres... 24
Confiança... 59
Dúvida... 56
Esfinge... 131
Feridas... 105
Florescer... 76

Homem Dentro da Caixa... ...84
Ilusão... ...43
Maternagem... ...96
Metamorfose... ...51
Mulher Dentro da Caixa... ...84
Mulher Plena... ...88
Mulher Que Cresce... ...88
Mulher Que Mingua... ...88
Natureza Viva... ...121
Numinoso... ...108
O Animus... ...134
O Anseio do Coração... ...80
O Encontro... ...66
O Labirinto... ...98
O Poder da Sombra... ...124
Presença... ...94
Resiliência 128
Senhora dos Destinos... ...141
Sensualidade... ...49
Silêncio... ...62
Solitude... ...46

ORÁCULO DA MULHER SELVAGEM **151**

Este livro foi composto nas fontes Arno Pro e **Frutiger**
e impresso na gráfica Rotaplan para a
Editora Bambual em Janeiro de 2022.